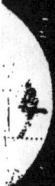

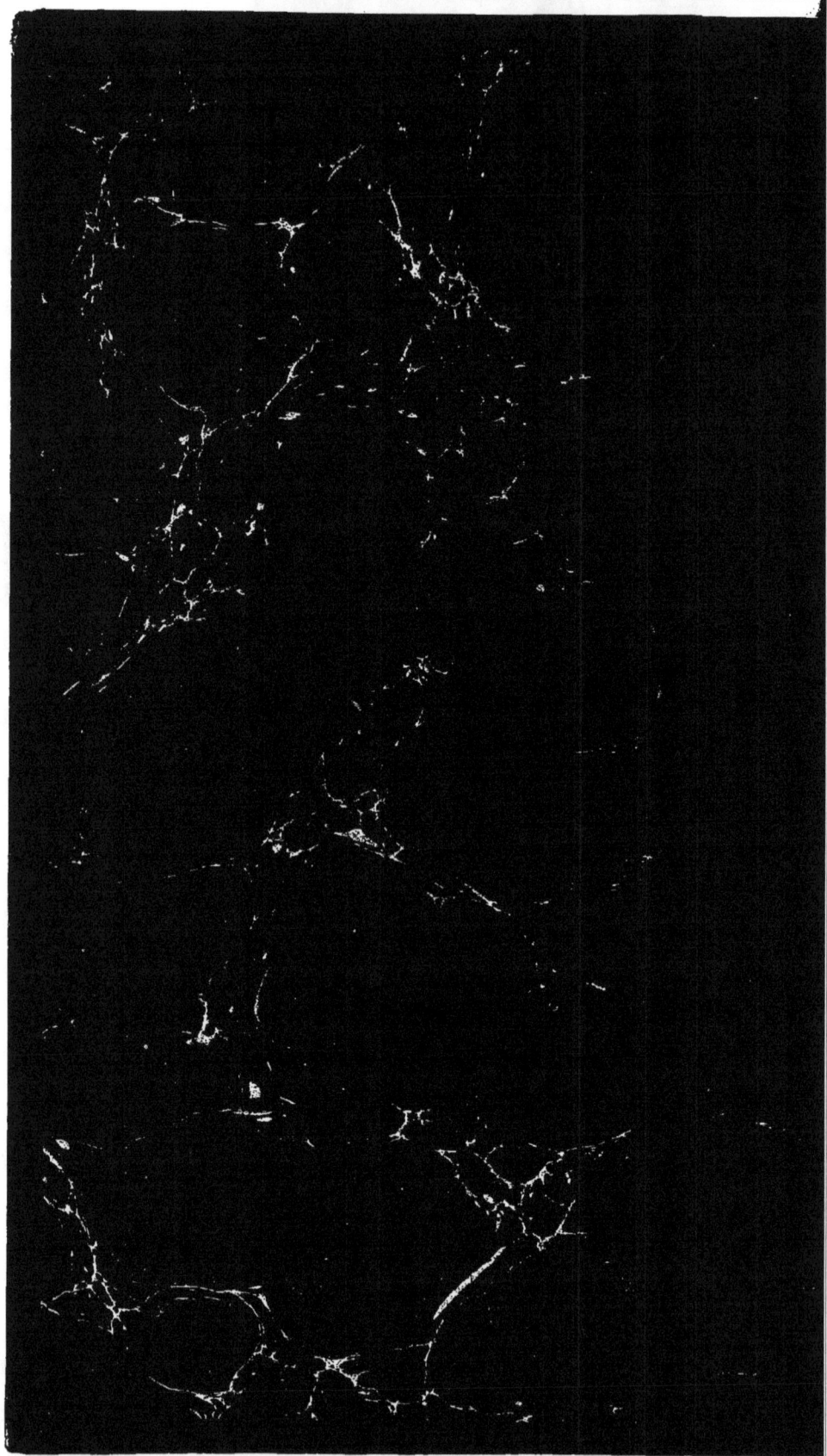

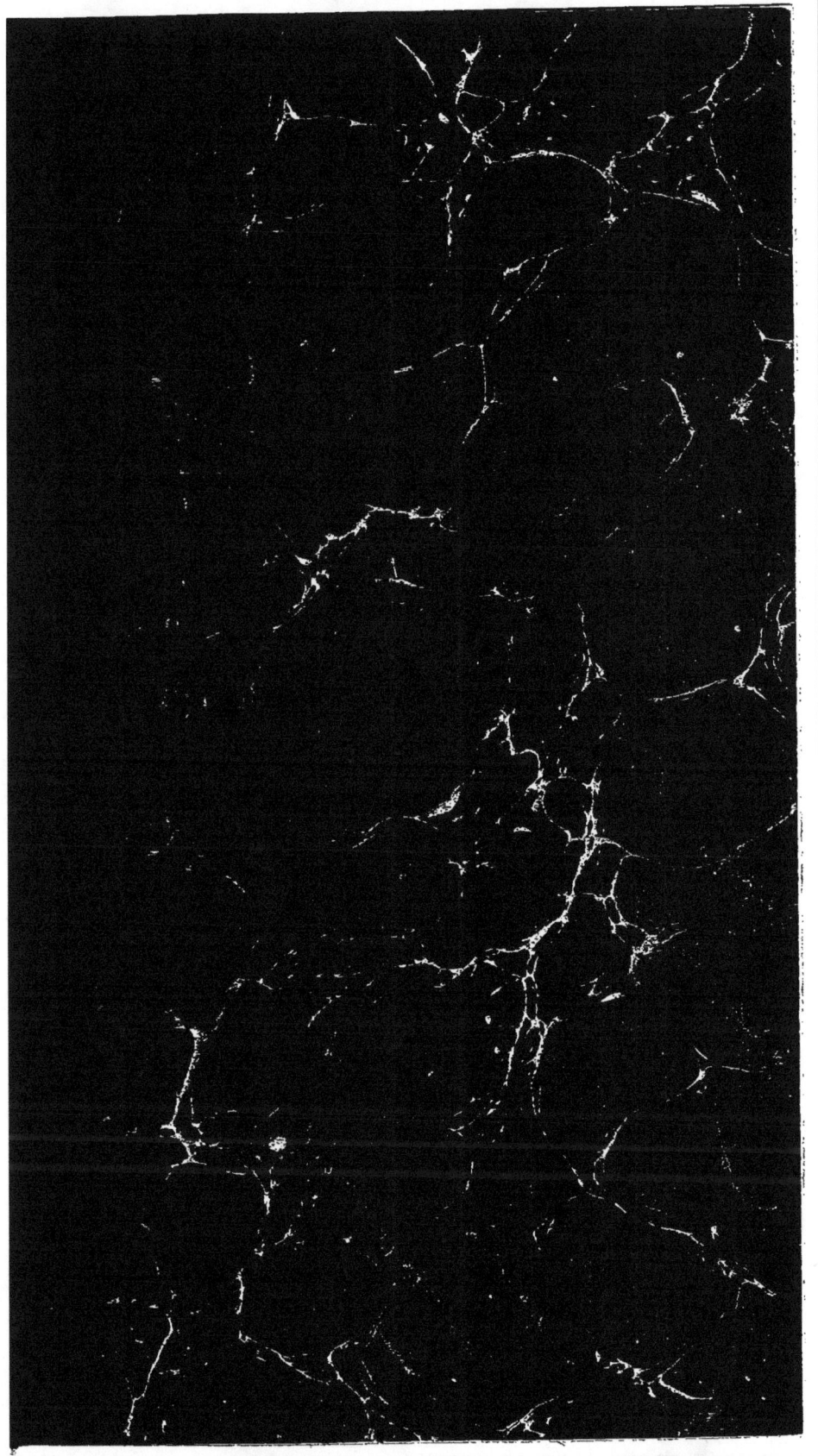

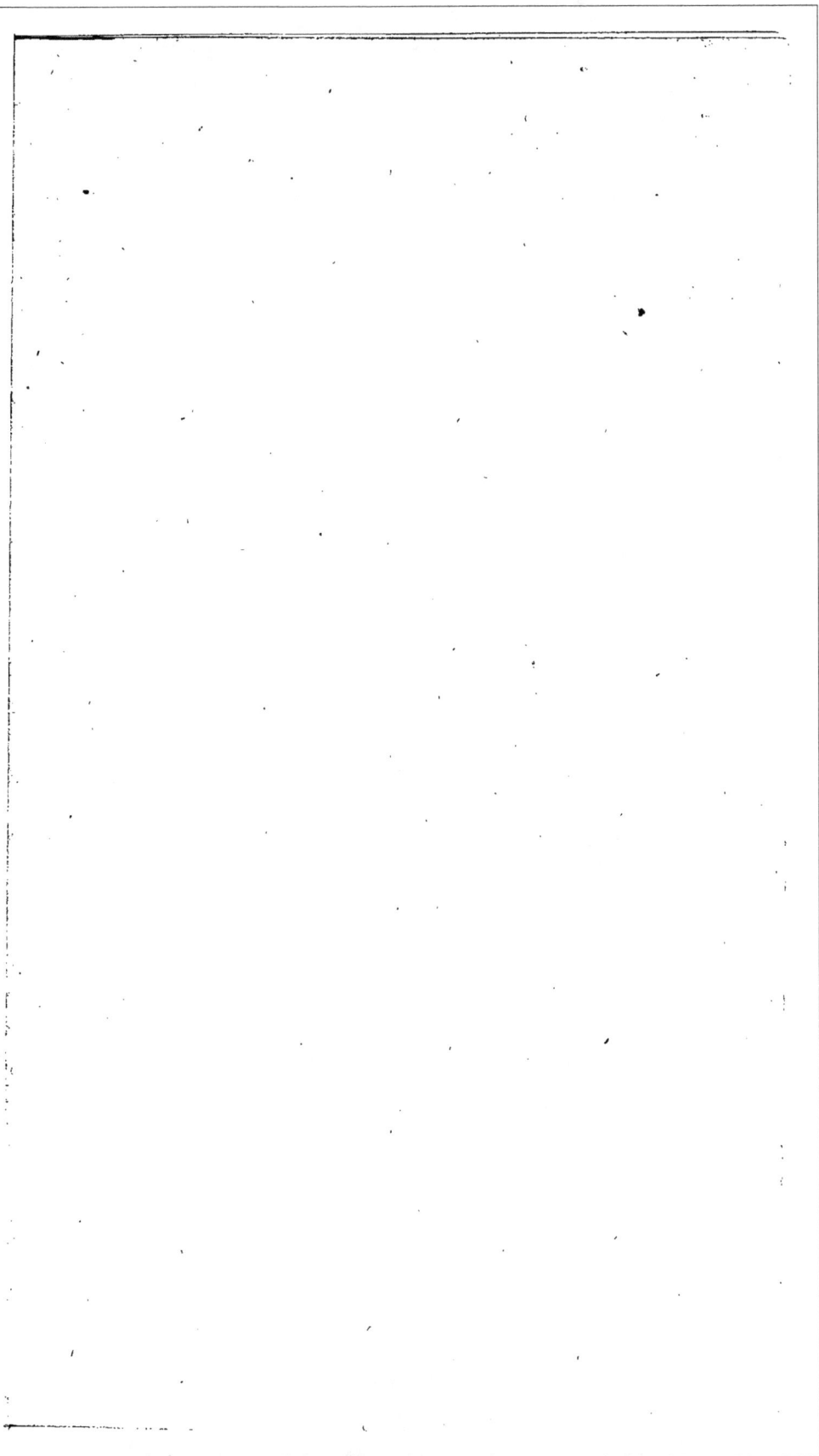

$T_c^{\ 6}$

TOPOGRAPHIE

MÉDICALE

DE LA HAUTE-AUVERGNE,

(AUJOURL'HUI LE DÉPARTEMENT DU CANTAL);

PAR FEU M. BRIEUDE,

MÉDÉCIN de S. A. S. Madame la Duchesse de BOURBON, de feu S. A. S. le
Duc D'ORLEANS, et Membre de plusieurs Académies.

Extrait des Registres de la Société royale de Médecine,
Années 1782 — 1783.

NOUVELLE ÉDITION.

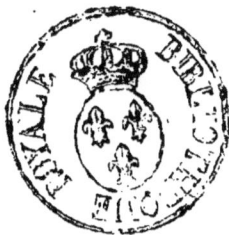

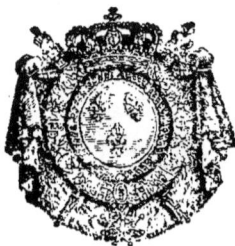

A AURILLAC,

DE L'IMPRIMERIE DE PICUT, IMPRIMEUR DE LA PRÉFECTURE.

1821.

TOPOGRAPHIE

MÉDICALE

DE LA HAUTE-AUVERGNE,

Par feu M. BRIEUDE (*).

Sɪ nous consultons l'Histoire, elle nous apprend que les Gaules ont été habitées dès les premiers âges du monde; l'Auvergne surtout a été une de ses contrées les plus peuplées. Samothès, premier roi des Gaules, y avait établi le siège de son empire. Strabon nous dit que les Grecs de son tems reconnaissaient les Auvergnats pour une nation très-puissante et très-formidable, soit à cause des guerres qu'elle avait déja soutenues, soit par les nombreuses armées qu'elle pouvait mettre sur pied. L'auteur de l'Histoire des Gaules nous assure que les Celtes avaient déja fait des expéditions en Italie, et s'y étaient établis avant l'arrivée d'Enée : les Arvernes ou Auvergnats, qui en faisaient partie, s'étaient même fixés dans la partie de la Campanie qui avoisine la mer.

Antiquités Ju-daïques, liv. 1.ᵉʳ, chap.

Hist. des Gaules Dissert. 1.ʳᵉ

(*) La Société royale décerna un de ses prix à l'Auteur de ce Mémoire, alors son associé régnicole, et devenu son associé ordinaire. Le même Ouvrage lui valut aussi une médaille d'or que lui fit remettre S. M. l'Impératrice de toutes les Russies, *Catherine II.*

Hist. littéraire
de la France, t. I.

La suite des rois Auvergnats dont l'histoire fait mention, les poètes Bardes déjà célèbres à leur cour quinze cents ans avant l'ère chrétienne, sont des preuves incontestables que cette nation était policée et cultivait les sciences dans les tems les plus reculés, en même tems qu'elle se gouvernait par ses lois; car rien ne prouve mieux l'ancienneté d'un peuple que ses connaissances et sa civilisation.

Fontaines des Druides.

On trouve dans cette province plusieurs monumens qui viennent à l'appui de l'histoire. Les fontaines des Druides servent encore, dans la plupart des villages de nos montagnes, aux mêmes usages qu'ils les employaient; on y baigne les enfans pour les fortifier, ou pour les guérir du rachitis. Elles y sont connues sous le nom de *Fontaines de Saint-Martin*, où le peuple va les plonger pendant neuf jours en l'honneur du saint. Nous comptons par nuits dans notre idiome national, à la manière des anciens Celtes: au lieu de dire *aujourd'hui*, le peuple dit *annueyt*, qui veut dire *cette nuit*. Cette manière de compter se trouve dans les anciens actes publics, et ne s'est perdue parmi les Auvergnats que dans le douzième siècle. La montagne du Cantal est appelée dans quelques vieux titres latins, *Mons Celtus, Mons Celtorum*, Montagne des Celtes.

Cette province est située dans le milieu du

septième climat des demi - heures : elle est comprise parmi les provinces méridionales de la France, quoique placée vers le milieu de ce royaume. On lui donne environ quarante lieues dans sa plus grande étendue du sud au nord-est, et trente de l'est à l'ouest. On la divise en Haute et Basse. Cette dernière s'appelle communément *Limagne d'Auvergne*, du nom d'une partie de son territoire. Son sol est partie en plaines, c'est la Basse-Auvergne ; partie en montagnes, c'est la Haute. Cette dernière n'est à proprement parler qu'un cordon de montagnes, qui, par sa continuité avec celles du Velay et du Vivarais, forme une prolongation des Alpes savoyardes.

La Haute et Basse - Auvergne diffèrent entre elles, non-seulement par la forme et la position de leur sol, mais encore par leurs climats, qui sont d'une température très-opposée. Leurs productions, la nourriture de leurs habitans, ne se ressemblent point, ainsi que leurs mœurs et leurs usages ; d'où il résulte nécessairement une variété très-marquée dans leur constitution, ainsi que dans beaucoup de leurs maladies, et par conséquent dans la manière dont on doit les traiter. Ces deux pays, quoique contigus, réunissent les extrêmes des climats très-chauds et très-froids.

Je me bornerai à la description médicale de la Haute-Auvergne, parce que c'est ma patrie.

DE LA HAUTE-AUVERGNE.

Etendue de la H.^{te}-Auvergne. L'étendue de la Haute-Auvergne contient un peu plus de la moitié de celle de la province. Sa plus grande longueur du nord-est au sud, a environ trente lieues communes de France, depuis le Puy-de-Dôme jusqu'à la petite ville de Chaudes-Aigues, ou jusqu'à celle de Maurs, qui se trouve au sud-ouest. L'on compte dans sa plus grande largeur quinze à dix-huit lieues de l'est à l'ouest, depuis la montagne de la Margeride jusqu'à la petite ville de Montvert, ou depuis le faubourg de la ville de Bort en Limousin, qui appartient à l'Auvergne, jusqu'à celle de Saint-Urcize, frontière du Gévaudan.

Climat médicinal. La position du sol sur notre globe fixe l'étendue géographique des climats ; mais c'est son élévation, sa forme, le gissement de ses terres, les bois, les eaux qui se trouvent à sa surface, qui forment le climat médicinal. La figure du sol a beaucoup d'influence sur les phénomènes de l'atmosphère : elle détermine la direction des vents ; elle retient les vapeurs et les exhalaisons, ou elle en facilite le cours. C'est par les sommets des montagnes que les nuages sont attirés, et ensuite convertis en pluie, en neige, etc. Il est donc très-important de décrire la surface d'un pays jusque dans ses moindres variations, puisque c'est elle qui modifie la partie de l'atmosphère dans laquelle nous vivons.

Pour se former une idée exacte de la Haute-Auvergne, il faut se représenter une haute plaine qui s'étend du nord au sud : que l'on s'imagine ensuite que sur chacune de ses extrémités, il se rencontre deux groupes de montagnes très-élevées, assis l'un devant l'autre : que l'on suppose encore que cette plaine élevée, ainsi que les bords de ses montagnes, descendent à l'ouest et au sud, par une pente prolongée vers les frontières du Limousin, du Rouergue et du Quercy ; qu'au contraire leur descente est très-rapide à l'est, et presque à pic dans la Basse-Auvergne : pour lors on aura saisi la forme de cette province.

Figure du sol de la province.

Le Puy-de-Dôme et les Monts-d'Or sont placés à son extrémité septentrionale. La montagne du Cantal et celles de Salers, forment les groupes méridionaux.

Le Puy-de-Dôme, célèbre par les expériences de Pascal, est le premier objet qui se présente en partant du nord. Il est assis et isolé à l'extrémité de la province : sa hauteur est de 810 toises ; il a la forme d'un cône parfait. On le découvre très au loin des provinces voisines, du Berry, du Bourbonnais,

Puy-de-Dôme.

du Nivernais et d'une partie de la Bourgogne. On est très-surpris de voir qu'il ne donne naissance à aucune rivière ni à aucune vallée.

Mont-d'Or.

A trois lieues du Puy-de-Dôme, l'on trouve les monts-d'Or, en avançant vers le midi. C'est un assemblage de montagnes disposées en fer à cheval, dont la plus haute a donné le nom aux autres. Leur plus grande élévation

Vallées au nord.

est de 1048 toises. Elles sont sillonnées de vallées considérables, qui en descendent de tous les points de l'horizon. Celle de Roche-

De Rochefort.

fort descend au nord avec la rivière de son nom. En tournant ensuite du côté de l'ouest, l'on rencontre à six lieues de là celle du

A l'ouest, Mont-d'Or.

Mont-d'Or. Cette vallée, large et encaissée, court d'abord au nord, et se détourne ensuite presque à angle droit pour courir à l'ouest.

La rivière de Dordogne, dont la source est sur la plus haute de ces montagnes, la parcourt dans toute sa longueur : cette rivière sert ensuite de limites à l'Auvergne et au Limousin, ayant sa direction du nord-est au sud-ouest ; elle reçoit, en tournant nos montagnes, toutes les eaux qui en descendent à l'ouest.

De la Tour et du Pont-vieux.

Les vallées de la Tour et du Pont-vieux ont aussi leurs directions à l'ouest, avec les rivières de leur nom. En continuant le tour de

Au sud, Lavassain et Valcivière.

ces montagnes, l'on rencontre au sud les vallées de Lavassain et de Valcivière. A peine celles-ci sont-elles formées, qu'elles se perdent dans la haute plaine. On trouve une abbaye de Bénédictines dans les forêts de Lavassain.

Enfin du côté de l'est sortent les Vallées de Besse, de Champeix et de Lavaur : elles sont très-courtes et très-rapides, et plongent presque en ligne droite dans la Basse-Auvergne, avec les petites rivières qui les parcourent. Cette chûte rapide des vallées à l'est, fait qu'en sortant d'un climat très-froid, on se trouve dans la même journée dans un pays très-chaud. Il n'en est pas de même des vallées de l'ouest, dont la pente est plus douce et plus prolongée.

A l'est, Besse, Champeix et Lavaur.

Le sol de nos montagnes est moitié en pâturages ou en prairies ; un tiers en terres cultivées ou en bois : le peu qui reste ensuite est couvert de bruyères ou de rochers incultes. Telle est la distribution de la surface de cette province. Je vais la considérer plus en détail dans son agriculture ; et comme les pacages et les bestiaux sont notre principale richesse, j'en parlerai ensuite séparément.

Du sol et de ses qualités.

Le territoire des environs du Puy-de-Dôme dans lequel je comprends celui de Rochefort jusqu'à la frontière du Limousin, est un pays aussi bien cultivé que l'élévation du climat peut le permettre. La terre végétale y est jaunâtre dans certains endroits, et rougeâtre dans d'autres, surtout dans les plaines

Territoire du Puy-de-Dôme, de Rochefort et de ses environs.

à l'est du Puy-de-Dôme ; elle est compacte, et laisse partout beaucoup de liant aux doigts quand on la manie. L'agriculture y est dans la plus grande vigueur. On se sert de la charrue à roues, dont les versoirs sont très-bien adaptés à la figure irrégulière du terrain et à sa ténacité. Les terres y sont surtout très-bien engraissées par les bêtes à laine qu'on y élève en très-grande quantité, et que l'on fait parquer depuis le mois de mai jusqu'à la Toussaint. Quoique ce sol soit le plus élevé de la haute plaine, et découvert de tous côtés, ces animaux ne sont point incommodés de la rigueur de l'atmosphère ; ils sont au contraire sains et vigoureux : l'espèce en est belle, ainsi que la laine.

Bêtes à laine.

On y recueille quelque peu de froment dans le bas des vallées les plus abritées. La principale récolte consiste cependant en seigle et en avoine. Ces derniers grains y multiplient prodigieusement. On les sème à l'entrée de l'hiver et au mois de mars. Le seigle nourrit le nord de nos montagnes : et les avoines fournissent la ville de Clermont-Ferrand, ainsi que plusieurs autres de la Limagne, pour la nourriture des chevaux.

Bois et forêts.

Le sapin, le hêtre, le frêne, l'aune, le chêne, le bouleau, sont les arbres dominans du canton. Les principales villes de la Basse-Auvergne, situées au bas du Puy-de-Dôme, en retirent leurs bois de chauffage et de charpente, les échalats pour leurs vignes, les cercles et les douves pour leurs tonneaux. Le bois est à la veille d'y manquer, par la grande consommation et la négligence du propriétaire, qui ne plante point dans la proportion qu'il détruit.

En suivant ensuite la base des Monts-d'Or par l'ouest, depuis la petite ville de Rochefort jusqu'à celle de Bort, dont la distance est de douze lieues, on trouve la couche végétale assise sur un terrain sablonneux et rougeâtre, tandis qu'elle est au contraire noirâtre, peu compacte et très-légère. La pluie la boursouffle, et la gelée y occasionne un retrait considérable, de sorte qu'elle est de très-mauvaise qualité et de peu de produit. On n'y cultive que peu de seigle, et beaucoup d'avoine d'hiver et de mars. Les environs du village de Tauves paraissent un peu fertiles ; aussi le terrain y est-il un peu plus doux et compact au toucher. Ce pays trop élevé, totalement à découvert, est trop exposé aux vents de nord et de nord-ouest ; le froid en emporte souvent la récolte. Il ne paraît propre qu'à être converti en pâturages.

La portion du sud qui aboutit à la haute plaine, n'a que des pâturages et des forêts de sapin : elle ne retire aucun produit de ces dernières, par la difficulté de l'exploitation,

Frontières de l'ouest.

et le défaut de chemins qui puissent conduire les bois jusqu'au bord de la Dordogne, qui n'en est éloignée que de cinq lieues.

Rideau à l'est, descendant dans la Basse-Auvergne.

Les vallées à l'est sont plus riches et plus riantes : la terre végétale, à leur naissance dans le haut des montagnes, est rougeâtre et a du liant; le seigle y réussit très-bien. Le terrain de la partie inférieure est de même qualité que celui de la Limagne, où elles vont se perdre. C'est dans beaucoup d'endroits, un mélange de terre calcaire avec de la terre noire. Cette dernière est une vase végétale entraînée de la montagne par les alluvions. Ailleurs, c'est un terrain rouge, onctueux au toucher. Les vignes, les noyers, les arbres fruitiers de toute espèce, font la richesse de ce canton : leur fertilité est prodigieuse. On y cultive aussi le froment et le chanvre avec le plus grand grand succès.

Haute plaine.

J'ai déjà dit que la haute plaine lie les groupes septentrionaux avec nos montagnes méridionales. Si on la considère du sommet du Mont-d'Or ou du Cantal, ainsi que cela m'est arrivé plusieurs fois, elle paraît avoir été formée aux dépens des montagnes qui la bornent. Sa surface, nue et évasée, est couverte de pacages. Sa pente occidentale se perd insensiblement dans le Limousin, sans donner naissance à aucune vallée con-

Vallées à l'ouest.

sidérable : une seule lui est parallèle et la

confine de ce côté ; c'est celle de Bort, De Bort. du nom d'une petite ville du Limousin, située sur la rive gauche de la Dordogne, qui la parcourt. Cette vallée est profonde et serrée ; le terrain en est sablonneux et très-peu fertile.

Delà jusqu'au pied des montagnes de Salers, en dirigeant sa route au sud, l'on en rencontre plusieurs autres qui sont étroites, sinueuses et mal dessinées. Telle est l'embouchure de la rivière de Saint-Thomas, Saint-Thomas, Bassignac, Charlu. les vallées de Bassignac, de Charlu, etc. Le coup-d'œil, depuis Bort jusqu'à Mauriac, pendant l'espace de huit lieues, est aussi effrayant que majestueux : ce sont des masses énormes, schisteuses ou graniteuses, qui forment la composition de ce canton montueux. Le désordre de leur position et de leurs éboulemens, vu du haut de la côte de Vendes, forme un tableau des plus rares, qu'on ne peut contempler sans émotion. Il n'est pas possible de mieux peindre le chaos.

L'on trouve dans ces vallées le terrain Qualité du terrain. de meilleure qualité et mieux cultivé. La terre végétale est un sable grisâtre, qui est néanmoins doux au toucher. Elle ne se gonfle point pendant les pluies, et les gelées n'y produisent point de retrait. La tige des grains est ici en sûreté, à cause de la coupe des vallons, qui les met à l'abri des grands

coups de vent du nord. Le seigle et quelque peu d'avoine sont les seuls grains qu'on
y cultive.

Les forêts de chêne et de sapin sont très-
considérables dans ce canton. Si l'on ren-
dait la Dordogne navigable, on pourrait tirer
des forêts de Garde et autres, une quantité
considérable de bois pour l'usage de la marine.

Le rideau oriental de la haute plaine descend un peu moins brusquement dans la
Basse-Auvergne, que les vallées des Monts-
d'Or et la base du Puy-de-Dôme. Son étendue est d'environ dix lieues. On compte dans
cet espace, à commencer par le nord, les
vallées d'Issoire, de Néché, de Saint-Germain-Lambron et de Blesle ; cette dernière
la termine au sud : elle est étroite et encaissée. La petite ville de Blesle, qui a un chapitre
noble de filles, lui a donné son nom. Il y en
a quelques autres de moindre considération,
qui se joignent à elle dans son origine. Chacune de ces vallées a une rivière ; mais à parler exactement, ce ne sont que des torrens ;
car presque toutes les eaux de nos montagnes
ont leur cours à l'ouest.

La couche végétale, dans les coteaux d'Issoire et de Néché, est de même que celle de
la Limagne, c'est-à-dire, de la meilleure qualité : elle est onctueuse, grisâtre, calcaire en
beaucoup d'endroits. Celle des environs de

Productions.

*Vallées d'Issoire,
de Néché,
de S.t-Germain-
Lambron, de
Blesle.*

Saint-Germain-Lambron est argileuse, rougeâtre, de mauvaise qualité. Celle de Blesle est moins rouge, et est mêlée de schiste brisé ; elle a cependant du liant, et est plus fertile que celle du Lambron, qui est la plus mauvaise de toutes.

Les pacages finissent dans le haut de ces vallées, pour faire place à l'agriculture. Les productions y sont les mêmes que dans la Basse-Auvergne. La vigne, les noyers, les arbres fruitiers, sont la principale production des vallées d'Issoire et de Néché ; les vins y sont des meilleurs de la Basse-Auvergne. L'on sait qu'ils sont en général de médiocre qualité. Les marchands de Paris les achètent néanmoins, et les rendent passables en les coupant avec ceux du Languedoc.

L'on recueille beaucoup de chanvre dans le Lambron, ainsi que des noix. On y fait un commerce considérable de toiles et de cordages. Il y croît aussi du seigle et du froment.

Les environs de Blesle produisent du froment, du seigle et quelque peu de blé sarrasin. Néanmoins les principales richesses de ce dernier canton consistent en pacages.

Les premières montagnes que l'on rencontre au sud de la plaine, sont celles de Salers, dont la plus haute est appelée le *Puy-Violent*. Les vallées qui descendent de ce groupe à l'ouest, sont celles d'Auzers et du

Productions.

Montagnes de Salers.

Vallées à l'ouest.

D'Auzers, du Falgoux.

Falgoux : cette dernière est si profondément encaissée dès sa naissance à la base du Puy-Mary, que la rivière qui la parcourt est appelée par les habitans *rivière cavade,* c'est-à-dire *enfoncée.* C'est le lieu le plus bas de la Haute et Basse-Auvergne, suivant le baromètre. Les montagnes qui la bordent sont escarpées de précipices affreux : de quelque côté qu'on y arrive, on est effrayé par la longueur et la roideur des côtes. Les rossignols ni les hirondelles n'habitent en aucune saison sa partie supérieure.

De Fontanges, S. Paul, S. Chamant, Tournemire.

Celles de Fontanges, de Saint-Paul, de Saint-Chamant et de Tournemire, ont pareillement leurs directions à l'ouest; elles sortent, ainsi que leurs rivières, des autres montagnes de Salers. La Dordogne en reçoit toutes les eaux. Elles sont très-agréables et bien cultivées. Leur pente est plus douce. Le climat y est moins rude qu'au Falgoux. Au bas de ces vallées, au nord-ouest, est un territoire d'environ six lieues de diamètre, où sont les petites villes de Mauriac, Pleaux, Saint-Martin-Valmeroux. Il borde le Limousin, dont il est séparé par la Dordogne.

Vallées du sud. De Marmanhac, de Jordane.

En tournant ces montagnes au midi, l'on découvre les belles vallées de Marmanhac et de Jordane, qui descendent insensiblement dans la plaine. Elles sont couvertes de prairies, et arrosées par les rivières de leur nom.

(17)

L'on ne trouve rien à l'est. Le groupe du Cantal y borne celui de Salers.

Vallées du nord. De Dienne, de Cheilade, d'Apchon.

Les superbes vallées de Dienne, de Cheilade et d'Apchon, descendent au nord du Puy-Mary. Elles sont larges et vastes dès leur naissance. A peine les côteaux rians qui les bordent les gravent-elles sur la haute plaine. Elles sont d'abord parallèles. Celle de Dienne s'incline ensuite vers le nord-est, pour porter ses eaux dans la Basse-Auvergne. Les deux autres se détournent au contraire au nord-ouest, et versent les leurs dans la Dordogne, près du bourg St.-Thomas. Elles deviennent étroites et profondes en quittant la plaine.

Ville de Mauriac.

L'élection de Mauriac renferme dans son ressort toute l'étendue des montagnes de Salers. Comme elles consistent en pacages, je ne parlerai ici que de la portion cultivée.

Pleaux, S. Martin-Valmeroux.

Les habitans des vallées que je viens de faire connaître ne cultivent que quelque peu de seigle et d'avoine, dans le peu de terres qui y sont défrichées. Tout le reste y est en prairies ou en pâturages. C'est dans les environs des villes de Pleaux, Mauriac et Saint-Martin, que sont les terres à grain. Les environs de la ville de Salers sont tous en pacages. La terre végétale y est rougeâtre, jaunâtre ou noire. Quoique partout dure et compacte, elle est néanmoins douce au toucher. Sa qualité est excellente et d'une fertilité extraordinaire. La

2

charrue de ce canton est très-imparfaite. Elle devrait être à roues, et armée d'un versoir plus tranchant. On n'y connaît point la herse, ni aucun instrument qui puisse la suppléer. On y recueille du froment. La principale récolte est néanmoins en seigle et en avoine d'hiver et de mars. Le seigle de ce canton pèse plus que celui des environs, et rend plus de farine.

Blé-sarrasin.   C'est ici où commence la culture du blé-sarrasin, *fagopyrum*, que l'on ne connaît point dans le reste de la province. Ce grain produit trente pour un lorsqu'il réussit. Il est malheureux pour le peuple, qui l'aime et qui s'en nourrit, que la sensibilité de cette plante en rende la récolte aussi casuelle. Elle est susceptible des moindres impressions du froid et du chaud : les vents du midi brûlent souvent et dessèchent dans un jour toute la récolte de la contrée, lorsqu'ils viennent à souffler pendant qu'elle est en fleur, ou que le grain n'est point assez formé. Le froid glacial de la rosée du matin en automne, produit le même ravage sur ce grain lorsqu'il n'est qu'à demi-mûr.

Le peuple délaie la farine de sarrasin avec de l'eau, et la laisse fermenter environ deux heures. Il en fait ensuite des gâteaux qu'il trouve délicieux. Cette nourriture gonfle d'abord et donne des vents. Mais lorsqu'on est sûr de son estomac, elle est très-saine, elle rafraîchit, tient le ventre libre, et donne un chyle très-peu visqueux.

Les vallées de Fontanges, de Dienne, de Cheilade, du Falgoux, ainsi que les environs de Saint-Martin et de Pleaux, cultivent du lin avec succès. Il égale par sa beauté et sa finesse celui de la Flandre.

, Le haut des montagnes est très-fourni en bois de hêtre, de chêne et de sapin. La portion cultivée est au contraire presque nue et dépouillée.

La montagne du Cantal est assise sur la plaine, un peu plus loin au sud-est de celle de Salers. Ces deux groupes se bornent réciproquement, et ne sont séparés que par une vallée qui leur est parallèle du nord-est au sud. Les autres vallées ont leur direction au sud ou au nord-est. Celle de Cère descend rapidement entre deux collines qui la resserrent : mais à peine est-elle parvenue au bas des montagnes, qu'elle se déploie de la manière la plus agréable, en formant les plaines d'Yolet et d'Arpajon. Elle présente à-la-fois le coup-d'œil le plus riche et le plus riant de la province. Il n'en est pas de même de celles de Raulhac et de Brézons. A peine la première s'est-elle couverte de verdure en descendant des montagnes, qu'elle se perd à travers des collines hérissées de roches schisteuses, et finit enfin par porter

Vallées du Cantal au sud.
Vallée de Cère.

De Raulhac, de Brézons.

ses eaux dans la rivière du Lot, qui forme au midi les limites du Rouergue et de l'Auvergne.

Celle de Brézons est étroite et profonde ; c'est un véritable fossé qui perd ses eaux dans la même rivière, à dix ou douze lieues de sa naissance. L'on retrouve à l'est-sud-est du Cantal une grande plaine qui se prolonge dans le Rouergue et le Gévaudan. La partie qui appartient à l'Auvergne porte le nom de *Planèze ;* celle du Rouergue s'appelle *Viadène.* Un observateur attentif découvre sans peine qu'elle n'est qu'une prolongation de notre haute plaine.

La vallée du Lioran est la seule qui descende au nord-est du Cantal. Elle serait la continuation de celle de Cère, qui lui est opposée au sud, si elle n'en était séparée par une petite colline placée entre les deux groupes de Salers et du Cantal. Deux rivières considérables sourdent de son sommet, à vingt pas l'une de l'autre : l'une est la Cère, et l'autre, l'Alagnon. La première, après avoir coulé au sud, tourne à l'ouest pour se décharger dans la Dordogne. L'Alagnon, au contraire, après avoir parcouru le Lioran au nord-est, perce dans la Limagne par le vallon de Massiac, et va porter ses eaux dans la rivière d'Allier. A peine la vallée du Lioran, couverte de sapins ou de roches grani-

Planèze.

Vallées du nord-est.
Le Lioran.

teuses, a-t-elle atteint la petite ville de **Murat**, qu'elle s'élargit agréablement ; elle fait ensuite quelques inflexions à l'est dans la Planèze, et perce bien avant dans la Basse-Auvergne.

La Haute - Auvergne ne finit point au groupe des montagnes que je viens de décrire : il y a encore au - delà une étendue de pays d'environ quinze lieues de circuit sur six de large. Il s'enfonce en demi-cercle dans le Rouergue, le Quercy et le Limousin. Sa position est au sud - ouest des montagnes, et son développement est en pente douce. C'est néanmoins un pays coupé par des collines, des bois, des ruisseaux et de petites rivières, qui vont se perdre partie dans le Lot, partie dans la Dordogne. La ville d'Aurillac, située au bas de la vallée de Jordane, est la plus considérable de ce canton. Celles de Maurs, Montsalvy et Vic - sur - Cère méritent à peine ce nom.

Le sol des environs d'Aurillac est calcaire. Les marnes, les pierres à chaux s'y rencontrent en abondance. Le bas des vallées de Cère et de Marmanhac, partie de celles de Raulhac sont de la même composition. La terre végétale, très-compacte, très-onctueuse au toucher lorsqu'elle est humide, y est un mélange de ces couches calcaires, d'argile et de vase végétale dont la couleur est noirâtre. Le pays

Villes.
Aurillac, Maurs, Montsalvy, Vic - sur-Cère.

est très-fertile, ainsi que le vallon où est
assise la ville de Maurs. On y cultive partout
avec succès le froment, le seigle, les avoines
et le sarrasin. Les mûriers blancs ont été
transplantés depuis vingt ans dans les environs de Maurs. Ils s'y seraient très-bien
acclimatés si l'on en avait soin. On y élève
des vers à soie. Le bois commence à devenir
rare dans ce canton, parce que l'on n'y plante
point dans la proportion que l'on consomme.

Le sol du reste de cette contrée est stérile
et de mauvaise qualité. La couche végétale
en est sablonneuse, grisâtre, excepté dans
quelques paroisses, où c'est une argile rougeâtre, ou un peu de *détritus* des végétaux.
Aussi n'y recueille-t-on partout qu'une médiocre quantité de seigle, de sarrasin et
d'avoine, qui suffisent à peine à la nourriture
des habitans. Certaines paroisses ont essayé
d'y suppléer par des châtaignes. Ce fruit a
très-bien réussi sur les frontières du Quercy
et du Rouergue. Il fait leur nourriture. La
vigne a aussi réussi sur quelques coteaux de
la rivière du Lot, ainsi que les arbres fruitiers dans quelques paroisses du midi. On y
trouve des pommes de reinette et de calville
d'une qualité exquise.

Partout où la nature est abandonnée à elle-
même, le pays est couvert de bruyères et de
genets. Il serait bientôt couvert de chênes,

si on y laissait pousser les taillis. Les abeilles
y sont d'une grande ressource. Leur miel est
néanmoins âcre et roux. La cire formée des
fleurs du genet, du châtaignier et de la vigne,
est très-difficile à blanchir. On la rebute par
cette raison dans le commerce. Les fleurs du
sarrasin et de la bruyère en donnent de meilleure qualité.

La Planèze où l'on trouve les villes de St.- Vil'es de S.-
Flour, de Murat,
Flour et de Murat, est le grenier de nos
montagnes méridionales. L'on n'y cultive
que du seigle, dont les récoltes sont très-
abondantes, et quelque peu d'avoine. Ce premier grain rend de très-belle farine, et donne
du pain très-savoureux. La terre y est rougeâtre, sablonneuse et très-peu onctueuse :
elle est cependant si fertile, que c'est le seul
canton de la province où les habitans re-
cueillent assez pour exporter et aller au secours de leurs voisins. Cette fertilité est due
à leur industrie; ils sont très-bons cultivateurs.
Ils élèvent une grande quantité de bêtes à laine,
de même qu'aux environs du Puy-de-Dôme.
Ils les font parquer depuis le commencement
du printems jusqu'à la fin de l'automne. C'est
à cet engrais qu'ils doivent cette abondance.

Cette plaine est entièrement dépourvue de
bois : on ne s'y chauffe qu'avec du chaume
et du charbon de terre. Le frêne en serait
l'arbre dominant, à en juger par ceux qu'on

voit épars dans la campagne. Il y a néanmoins des forêts de sapin au-delà de Saint-Flour, sur la frontière du Gévaudan.

Productions. La Haute-Auvergne ne recueille point assez de grains pour nourrir ses habitans. Ses principales récoltes sont le seigle et les avoines. Il y a des cantons méridionaux où le sarrasin l'emporte sur ces deux premiers grains. Dans d'autres, le froment est le grain le plus abondant. On n'y recueille point de vin, excepté dans deux ou trois paroisses sur la rive du Lot. Le pays qui cultive le châtaigne n'a pas plus de dix lieues d'étendue sur le rideau méridional.

Les légumes, ainsi que toute espèce d'herbes potagères, viennent très-bien dans nos jardins. Ils y sont même de bonne qualité. Le chou et la rave, *rapa sativa*, y croissent en abondance; on cultive cette dernière en plein champ dans la montagne, où elle est délicieuse. L'un et l'autre sont d'une très-grande ressource pour le peuple, ainsi que les pois qu'on y sème aussi en pleine terre.

J'ai déjà fait observer que le rideau méridional nous donnait de la cire et du miel. Le chanvre croît aussi dans toutes nos vallées. Cette production est très-considérable sur les frontières du midi et de l'ouest. Nos habitans en fabriquent chez eux une grande quantité de grosses toiles, dont ils font commerce

avec le Languedoc. Le lin que la haute plaine
et les vallées nous fournissent, est très-beau;
mais sa quantité n'est point assez considérable
pour être exportée.

Les forêts ne sont plus en grand nombre
dans notre province ; leur étendue n'est
plus considérable : les plus fortes sont sur
la partie occidentale le long de la Dordogne.

Le sapin, le hêtre et le chêne, sont les
arbres de nos montagnes ; le frêne, l'or-
meau et le tilleul y croissent à la vérité,
mais en moindre quantité.

Les bois de la partie moyenne de nos
vallées; et des collines qui se détachent des
hautes montagnes, sont tous en chêne.

Le bouleau, le peuplier blanc, l'aune et
l'érable, croissent dans leur partie inférieure;
l'on y retrouve aussi tous les autres arbres
de la montagne, excepté le sapin.

Des Pacages, et de leur produit.

Je crois n'avoir point exagéré lorsque
j'ai dit que la moitié de la Haute-Auvergne
était en pacage ou en prairies. La haute
plaine, nos montagnes, sont couvertes de
gazon jusqu'à leur cîme. On y rencontre
trés-peu de roches nues et stériles. Nos vallées sont toutes en prairies, elles sont aussi
notre principale richesse.

Nos bestiaux passent l'été dans ces pacages ; ils rentrent à l'entrée de l'hiver dans nos fermes, pour y consommer le foin des prairies.

Pacages. Il faut distinguer ces pacages en trois différentes classes : les premiers et les meilleurs ne se trouvent que sur la haute plaine. Ils sont destinés à l'engrais des bestiaux que nous envoyons aux différentes boucheries du royaume. La seconde classe est pareillement sur la haute plaine ou sur nos montagnes. C'est là où nos vacheries vont passer l'été. Leur produit consiste dans le lait des vaches, qui nous donne du beurre et du fromage, et dans le crû des bestiaux. Ces derniers pacages doivent aussi être divisés en trois classes, relativement à leur bonté. Ceux des montagnes de Salers et de la haute plaine qui les avoisine, sont les meilleurs. Ils produisent deux quintaux de fromage par vache. Ceux des montagnes du Mont-d'Or n'en donnent que cent cinquante livres. La partie de la haute plaine qui leur est contiguë, suit le même taux. Ceux du Cantal, au contraire, ne produisent que cent vingt ou cent vingt-cinq livres par vache. Il y en a peu qui donnent cent cinquante livres. Enfin, la troisième classe des pacages sont ceux qui se trouvent dans le bas des vallées ou sur les collines qui les bordent. Les vacheries qui y restent pendant l'été, ne produisent que depuis cent vingt jusqu'à cent trente livres.

Ces pacages sont appelés dans le pays , *montagne* , c'est-à-dire que l'étendue de pacages destinée à nourrir la vacherie d'une ferme s'appelle *montagne* , fût-elle située dans la plaine ou dans une vallée ; et chaque ferme qui a une vacherie, a nécessairement une montagne.

Une montagne est divisée en herbages. Un herbage est l'étendue de terrain pour nourrir une vache et sa suite. De sorte que pour nourrir quarante , vaches, il faut nécessairement avoir une montagne de quarante herbages. On comprend aisément que leur étendue doit varier suivant la bonté du sol. La suite d'une vacherie comprend les taureaux qui servent d'étalons , les veaux qu'on éléve , les poulains et les cochons.

Il y a une autre division plus réelle dans chacun des pacages que nous appelons montagne. La portion du terrain où sont placés les bâtimens à l'usage de la vacherie , où les vaches parquent pendant la nuit , et où elles se rendent deux fois par jour pour se faire traire, s'appelle *la fumade* dans l'idiome du pays. Elle est toujours la meilleure, à cause de l'engrais que les vaches y déposent. C'est le pacage ordinaire des

cochons et des chevaux qu'on élève. On
partage le reste en deux autres portions,
auxquelles on a donné le nom d'*aiguades ;*
l'une sert de pâturage à la vacherie pour
la matinée, et l'autre pour la soirée.

Il est important qu'une montagne ait
une source abondante dans son voisinage.
La soif fait contracter des maladies aux
bestiaux dans les grandes chaleurs, et les
longues courses pour aller boire, taris-
sent leur lait.

Prairies basses. Les prairies sont autour des fermes,
dans les vallées ou dans les plaines, au
pied des montagnes. Celles qui sont dans
la partie inférieure des vallées, ou dans les
plaines qui les terminent, donnent quatre
récoltes. Dès que le printems arrive et fait
verdoyer le gazon dans les premiers jours
d'avril, les bestiaux entrent dans ces prairies,
et ne les quittent plus jusqu'à la fin de mai ou
au commencement du juin, tems où ils partent pour aller passer l'été à la montagne.
C'est ce qu'on appelle les premières herbes
ou le déprimage. Dans cette saison, les
frimats, les gelées blanches, les vents du
nord, les brouillards des marais, brûlent et
cautérisent souvent la pointe tendre de l'herbe:
les bestiaux auxquels on la laisse paître cou-
pent dans le vif ces extrémités flétries ou
mortes, et raniment par ce moyen la végé-

tation, qui eût langui jusqu'à la chùte de la portion cautérisée; de sorte qu'un pré déprimé donne presque autant de foin que s'il ne l'eût point été.

La fauchaison est pleinement ouverte à la mi-juillet. Depuis l'époque où les bestiaux ont quitté les prairies, c'est-à-dire dans l'espace d'un mois et demi; l'herbe qui a poussé est si épaisse, que les fourrages sont pour la plupart renversés ; ils sont à la vérité, aqueux et gras. L'exsiccation les diminue beaucoup.

A peine le foin est-il retiré, que le gazon repousse très-vîte, et nous donne les regains, que l'on coupe à la fin de septembre ou au commencement d'octobre. Les pluies douces, accompagnées de vents d'est ou de midi, rendent cette récolte abondante. Les sécheresses du mois d'août et les prémières gelées d'automne la font quelquefois périr, C'est un grand dommage qu'elle soit ainsi casuelle ; car c'est la portion la plus précieuse de nos fourrages. On la réserve pour les vaches qui mettent bas. Elle augmente prodigieusement la quantité de leur lait, et bonifie leur qualité; elle pousse vers la peau et les urines. Les bestiaux qui en usent prennent en peu de tems un poil frais et luisant. On la conserve aussi pour les bestiaux malades.

Il revient encore, après les regains, une dernière pousse, qu'on appelle les dernières herbes. On l'abandonne aux vaches lorsqu'elles descendent de la montagne vers la Toussaint. C'est la quatrième récolte.

Prairies hautes. Les prairies du haut des vallées ou de la haute plaine ne donnent au contraire qu'une récolte, qui équivaut à toutes celles des prairies inférieures, par sa qualité et son abondance. Le gazon, couvert de glaces et de neiges la majeure partie de l'année, n'y entre en végétation que vers le 15 avril. La température froide et pluvieuse de l'atmosphère pendant le printems, met la pointe de l'herbe à l'abri de la flétrissure. On ne déprime point ces prés. On ne les fauche pareillement qu'à la fin du mois d'août, parce qu'on n'attend rien de la sève de cette saison, qui est déjà froide, de sorte que les dernières herbes y sont très-peu de chose.

On détourne avec soin, et même avec intelligence, les eaux des sources et des rivières, pour l'arrosement des prairies inférieures; mais il n'en est pas de même dans les prairies supérieures; on y néglige absolument leur cours, dont on pourrait profiter pour augmenter nos richesses, en augmentant le gazon. Les sources qui jaillissent à chaque pas sur la montgane, la couche végétale

épaisse et bonne, l'atmosphère continuellement humide, chargée d'exhalaisons, sont
des agens si favorables à la végétation, que
le cultivateur néglige les autres ressources
que la nature lui présente.

La plante dominante dans les pacages de
la haute montagne, est la famille des *gramens*.
Il y en a surtout une espèce appelée *poil de
bouc* par les gens du pays, dont la qualité
est la plus estimée : il croît par touffes iso-
lées, qui s'élèvent à la hauteur d'un pied.
Chaque tige est sèche et grêle ; sa substance
est insipide et compacte. Cette plante ré-
siste aux rigueurs de l'hiver. Sa morsure est
très-difficile ; les vieilles vaches ne peuvent
point la mâcher. Cette nourriture tient les
bestiaux sains et vigoureux, mais en même
tems maigres et secs ; leur lait rend plus de
substance caséeuse, et les fromages qui en
proviennent sont plus fermes et se conservent plus long-tems. Il serait à désirer qu'on
pût la multiplier davantage, et en fournir les
basses montagnes qui en manquent.

La grande gentiane à fleurs jaunes est
malheureusement presque aussi commune sur
nos pacages que la précédente ; elle y porte
un très-grand préjudice. Sa racine pivotante
entre de plus d'un pied dans la terre ; ses
feuilles larges couvrent la surface du gazon:
elle met un grand obstacle à la végétation

Gazon. Ses plantes.

La grande gen-tiane.

dans les pays qu'elle infecte, parce qu'elle
y multiplie prodigieusement. Les bestiaux
détestent son amertume, et la laissent sécher
sur pied. Quiconque trouverait le moyen de
la détruire, augmenterait nos richesses de
plus d'un million de revenu.

On y trouve aussi des myrrhis, des renoncules, du *napellus*, du *meum*, du persil
de Macédoine; il y a beaucoup de joncs
dans les creux marécageux : on sait que ces
dernières plantes sont rebutées par les bestiaux.

Montagnes in-
férieures.

Le *gramen caninum*, la petite oseille,
les chicoracées, sont les plantes dominantes
des montagnes inférieures : le lait qui en
provient donne moins de beurre et de fromage ; ce dernier est moins liant, moins
compacte, et tourne plus facilement à l'aigre.

Prairies infé-
rieures.

Les plantes graminacées sont d'une vigueur
et d'une hauteur extraordinaires dans les
prairies inférieures. Il y a beaucoup de chicoracées, peu de trèfles, encore moins de
plantes odorantes. Les renoncules, les joncs,
le *lilio-narcissus*, le *lilium-convallium* en
rendent certains cantons de mauvaise qualité:
ce foin est trop rude pour les bestiaux, et
pas assez aromatique. Les fourrages que
fournissent les prairies supérieures, répan-
dent au contraire dans les granges un parfum
des plus suaves : le *polium montanum*, le

pouliot, le mélilot, les menthes, le *meum*, la marjolaine, l'angélique, l'impératoire, mêlés avec beaucoup de trèfles, de chicoracées, et surtout de *gramens*, font un heureux mélange qui les rend très-nourissans et très-fortifians.

Nous nourrissons dans notre province une quantité prodigieuse de bestiaux, quelques chevaux, peu de mulets. Nos jeunes bestiaux peuplent la majeure partie du royaume : les bœufs que nous élevons soutiennent son agriculture ; nous fournissons presque toutes ses boucheries. Que l'on juge à présent combien notre sol doit être précieux au Gouvernement. — **Bestiaux.**

Je distingue sur nos montagnes trois sortes de bestiaux : ceux des montagnes de Salers méritent le premier rang par leur beauté. La population y est immense ; ils sont plus grands et plus vigoureux que ceux du reste de la province ; leurs membres sont bien proportionnés ; leur poil est roux. Cette belle espèce est due sans doute au choix des belles vaches et des beaux étalons que les fermiers de ce canton ont soin de choisir : la bonté des pacages et des fourages de cette contrée y contribue aussi. — **Belle espèce.**

Ceux des Monts-d'Or et de ses environs à cinq ou six lieues à la ronde, approchent beaucoup de la beauté des premiers : ils ne sont point cependant aussi bien proportion- — **Moyenne espèce.**

3

nés dans leurs membres , sur-tout les vaches.
Leur population est très-considérable. Par
une bizarrerie qu'on ne peut attribuer qu'au
goût des habitans de ce canton , ils sont tous
d'un poil bigarré de blanc et de noir : le poil
roux ou fauve y est aussi rare que celui-ci
l'est peu dans le reste de la province.

Petite espèce. Ceux du Cantal et de ses environs sont de
la plus petite espèce. Ils sont tous fauves. Les
vaches y donnent moins de lait, et la race
des montagnes de Salers s'y abâtardit dans
peu d'années.

Nourriture. L'on nourrit pendant sept mois de l'année
ces bestiaux dans les pacages ou les prairies ;
ils passent le reste du tems dans nos étables ;
où ils vivent avec du foin et de la paille de
seigle. On donne du sel en petite quantité à
tous les bestiaux d'une ferme pendant l'hiver ;
on n'en donne qu'aux vaches pendant l'été
sur la montagne, afin qu'elles donnent plus
de lait.

Maladies. Les maladies contagieuses sont celles qui
attaquent le plus fréquemment ces animaux :
elles sont endémiques à certains pacages et à
certaines étables.

Les vachers des montagnes de Salers et du
Cantal, qui s'appliquent au traitement des
maladies épizootiques, en désignent quelques-
unes sous les noms suivans, qui sont pris
la plupart dans l'idiôme du pays.

Ils appellent *venin froid* une espèce de
fièvre putride gangrèneuse, dont le principal
caractère est un froid très-marqué aux extrémités, une horripilation générale, sur-tout
aux flancs : le cuir est collé sur les os, et parcheminé, avec craquement sous la main ; le
pouls est petit, concentré. Lorsque ces symptômes sont extrêmes ; l'animal périt en vingt-
quatre ou quarante-huit heures.

La *marre* est un cours de ventre séreux et
fétide, accompagné d'épreintes vives.

Le *mascarou* est une espèce de pissement
de sang purulent. Il y a des montagnes dont
les herbages donnent fréquemment ces deux
dernières maladies aux vaches.

Ils appellent le glosso-anthrax *sous-langue.*
Cette maladie est très-commune parmi nos
bestiaux. Elle est souvent simple, et quelquefois gangréneuse.

Le *mal levat* est une tumeur qui vient subitement au poitrail et au fanon ; elle gagne
bien vîte les jambes et le dessous du ventre :
elle est quelquefois inflammatoire, et plus
souvent gangréneuse. C'est *l'avant-cœur* de
M. Vitet. On n'y remédie qu'en y faisant
promptement une large incision cruciale.

L'*espilou* est une tumeur mixte, remplie en
partie d'eau roussâtre, en partie de gaz. Elle
commence à paraître autour de la couronne
des ongles ; elle monte ensuite le long de la

Le venin froid.

La marre.

Le mascarou.

Le sous-langue.

Le mal levat.

L'espilou.

jambe, et pénètre dans l'intérieur, si on n'y remédie bientôt.

Le charbon noir. Ils distinguent deux espèces de charbon, le *noir* et le *blanc*. Le premier est gangréneux : son caractère est l'eschare, les vessies, la

Le charbon blanc. rougeur violette ou pourprée : l'autre est pâteux, et a tous les caractères de l'œdème. L'un et l'autre sont meurtriers lorsqu'on ne les ouvre point dans leurs commencemens. Ils dépendent souvent d'une humeur cantonnée ; d'autres fois ils sont le symptôme de la fièvre putride maligne. Ces derniers sont toujours mortels.

Le tac. Le *tac* est l'engorgement des glandes parotides : les bœufs de travail y sont plus sujets que les autres bestiaux. Cette maladie est toujours inflammatoire.

Le tacon. Le *tacon* est l'engorgement des parotides des cochons : c'est un empâtement chronique et scrophuleux.

Le soufle. Il y a un insecte qui se plaît à entrer dans les narines des bestiaux lorsqu'ils paissent : les vachers l'appelent *soufle*. Il fait enfler l'animal et le tue souvent ; ils disent pour lors qu'il est souflé, ou qu'il a le soufle.

La limace. La *limace* est un fic ou poireau qui vient entre les ongles. Les écuries humides le produisent plus souvent que les autres. Le fer, le feu ou les corrosifs les détruisent sans danger.

La feuille verte du hêtre donne le pissement de sang. On le guérit avec l'huile d'olives et le lait, ainsi que celui qui est produit par les travaux excessifs pendant les grandes chaleurs.

La *pousque* est la phtisie pulmonaire, ou l'asthme. Ces deux maladies sont familières aux bœufs de travail.

On appelle bestiaux *tourdes* ceux qui ont le vertige. Il est familier aux bêtes à laine qui se gorgent de raifort sauvage et d'ivraie, *zizania*.

Les *anders* sont des dartres laiteuses, auxquelles les veaux sont très-sujets. Ils sont contagieux : ceux qui soignent ces jeunes bêtes les prennent ordinairement.

La *rogne* désigne toutes les espèces de gale.

La dyssenterie, le cours de ventre, la rage, les tranchées ou coliques, et autres maladies, leur sont connues sous leur vrai nom.

Presque tous les vachers des grosses fermes ont quelques lumières sur les accouchemens, que la nécessité leur a apprises : ils retournent le fœtus dans la matrice, après s'être oint le bras avec de l'huile, du beurre ou de la graisse, lorsqu'ils voient que l'accouchement est difficile.

Ils désignent sous le nom de *meiregea*, la descente, la chûte et le renversement de la matrice. Les deux premiers accidens sont familiers aux vaches des montagnes destinées à produire.

Indigestions laiteuses. Les veaux sont sujets aux indigestions de lait ; ils meurent quelquefois subitement, si on les laisse trop teter, ou il leur survient un **Diarrhée laiteuse** cours de ventre laiteux, qui commence par être aigre, et finit par être putride. Il est contagieux dans ce dernier période pour les autres jeunes veaux seulement.

Remèdes vétérinaires. La thériaque, le vin, la poudre à tirer, le camphre, le soufre, l'eau-de-vie, l'aloès, l'assa-fetida et les cordiaux de toute espèce, sous la forme de breuvage ; des lavemens avec le miel, le savon et beaucoup d'herbes aromatiques ; les scarifications, les sétons, les caustiques de toute espèce, le fer et le feu, les emplâtres les plus actifs, ainsi que les cataplasmes stimulans ; les fumigations avec les plantes aromatiques ; la diète la plus sévère, et surtout l'abstinence de toute boisson après les remèdes ; le mouvement dans certains cas après les breuvages ; très-peu de saignées : telle était la méthode curative que nos bons paysans employaient il y a vingt ans. Les élèves des écoles vétérinaires ne veulent au contraire aujourd'hui que des délayans et des antiphlogistiques. Leurs succès n'ont point encore prouvé que ce genre de traitement fût préférable au précédent.

Chevaux. La race des chevaux d'Auvergne est très-bonne pour le service des hussards et des dragons : leur taille moyenne ne pourrait convenir à la grosse cavalerie; ils seraient encore moins propres pour le trait. On est assuré qu'ils durent long-tems, si on ne les monte qu'à l'âge de sept ans. Ceux qui sont nourris dans les pâturages gras de nos vallées, sont néanmoins sujets à perdre la vue. Les fermiers du pays prétendent qu'avant l'établissement des haras et des étalons étrangers, leurs jumens produisaient davantage, et faisaient de plus beaux poulains, parce qu'elles se faisaient couvrir en liberté dans les pacages.

Nos mulets avaient beaucoup de réputation autrefois; nous fournissions les provinces méridionales, qui labourent et voiturent avec ces animaux. Cette production a diminué considérablement depuis l'établissement des haras, parce qu'on ne permet de livrer aux baudets que les jumens de la plus petite espèce. Cette défense a abâtardi l'espèce, et en a diminué le nombre.

Des Eaux.

Les pays montagneux sont le réservoir des Vapeurs et des exhalaisons de l'atmosphère, par la raison que l'élévation du sol, les sommets pointus et multipliés des montagnes les attirent et les retiennent visiblement; de sorte qu'avec le concours de la fraîcheur qui y règne, il doit y tomber plus d'eau que partout ailleurs.

Indépendamment de l'obstacle que les
montagnes mettent au mouvement des nuages, elles les attirent d'une manière qui
m'est inconnue. Pour s'en convaincre, il faut
observer de près la manière avec laquelle ils
viennent les couvrir, quel que soit le degré
de vitesse qui les y porte : à quelque hauteur
qu'ils arrivent, on les voit se briser et s'y
arrêter, au point que souvent le rideau occidental de nos montagnes souffre de la pluie
pendant plusieurs semaines, lorsque les vents
d'ouest soufflent, tandis que le rideau oriental
se plaint de la sécheresse. Leurs débris perdent
tout-à-coup leurs mouvemens progressifs dès
qu'ils touchent les montagnes. Si le nuage
se trouve bas, qu'il frappe le corps de la
montagne, ses vapeurs l'enveloppent en tous
sens ; si au contraire il est de niveau à son
sommet, ou s'il est plus élevé, dès-lors elles
s'arrêtent et le couronnent en partie : l'excé-
dent roule sur les surfaces opposées au vent,
et s'y étend par son propre poids. Dans tous
les cas, on voit que les vapeurs, indépendamment de la perte de leur mouvement,
ont une tendance à s'arrêter, et beaucoup
de peine à passer outre. J'ai souvent observé
ce phénomène au pied des Monts-d'Or et du
Cantal : je l'ai vérifié sur leur sommet pendant le jour ; et je l'ai vu une fois sur le Cantal
pendant la nuit. Un vent de sud des plus

impétueux poussait les nuages qui m'enve-
loppaient. Je les voyais ensuite rouler par
lambeaux à mes pieds sur les pentes du nord
et de l'est. Cela est encore plus sensible sur
le Puy-de-Dôme, dont la forme est pyrami-
dale et isolée. Quelle que soit la vitesse de la
nue qui y aborde, elle l'entoure et s'arrête.

Tout pays élevé étant propre à retenir les
vapeurs, il doit par cette raison être abondant en sources : aussi en rencontre - t - on à
chaque pas dans notre province. En tournant
par l'ouest, du nord au midi, dans un circuit
d'environ quarante lieues, l'on compte vingt-
trois rivières, dont il y en a six de considérables. La Dordogne, la rivière de Saint-
Thomas, celle de Vende, la Jordane, la
Cère et le Truéyre. Dans la direction à l'est,
l'on n'en trouve que six, dont une seule mé-
rite ce nom ; c'est l'*Alagnon*.

Les ruisseaux et les fontaines s'y multiplient dans la même proportion. Il n'y a
point de rivière qui ne reçoive un nombre
considérable de torrens ou de ruisseaux,
surtout vers sa source. L'on ne peut faire
un pas sur les côteaux sans voir jaillir
une source. Un seul exemple suffira pour
preuve. Je connais un village dont les pos-
sessions n'ont pas demi - lieue de diamètre,
situé sur un côteau sablonneux de nos collines les plus basses. J'y ai compté deux cent

treize fontaines qui servent à l'arrosement de
ses prairies.

Les eaux minérales n'y sont pas moins
abondantes. On trouve cent quarante - deux
sources, chaudes, froides ou tempérées, sur
le contour méridional et occidental de nos
montagnes.

L'on y voit, au contraire, peu d'eaux
stagnantes. Il n'y a sur la haute plaine qu'une
douzaine de lacs ou d'étangs, dont le plus
considérable n'a pas une demi - lieue de diamètre.

Si nous considérons à présent la surface
de la Haute-Auvergne, nous la voyons couverte de sources jaillissantes, de torrens, de
cascades, de ruisseaux et de rivières dont le
cours est très-rapide. Partout nous trouvons
de l'eau en mouvement. De ce mouvement,
il résulte nécessairement une évaporation
considérable qui ajoute à l'humidité de l'atmosphère. Mais on est bien dédommagé de
cet inconvénient, si on calcule les avantages
que procure le mouvement des eaux. Il détermine le même courant dans l'air, qui
a à peu près la même impulsion. On doit
juger par là dans combien de sens la couche
inférieure de notre atmosphère est entraînée.
L'eau courante tient non seulement l'air dans
un mouvement continuel, mais elle absorbe
encore l'air méphitique qui l'infecte, et le

décharge en même tems de ces amas de matière électrique qui le rendent quelquefois suffoquant et difficile à respirer pendant l'été.

L'eau commune est partout excellente. Le cours rapide de nos rivières qui roulent sur des sables ou des galets, la rendent très-légère, excepté au printems pendant la fonte des neiges. Alors il est prudent de s'abstenir d'en boire.

Les fontaines des hautes montagnes sont pareillement claires comme du cristal, parce qu'elles filtrent à travers les sables et les rochers. Elles sont d'une fraîcheur délicieuse pendant l'été. Celles qui se trouvent sur nos collines de composition calcaire, charient à la vérité, surtout pendant les pluies. L'on en use néanmoins sans danger. L'on compte près de douze mille habitans à Aurillac. Les sources dont ils boivent sont toutes chargées de terre calcaire. Il n'y a cependant presque point de goutteux parmi eux, et l'on n'y trouverait point six personnes attaquées de la pierre. Ce fait renverse, selon moi, l'opinion de M. de Haller sur la formation du calcul.

Il n'est pas rare de trouver dans les campagnes des fontaines qui sont renommées par la saveur de leurs eaux. Les paysans les vont chercher au loin pendant leurs travaux. J'ai été surpris moi-même très-souvent du goût agréable que je leur trouvais. On doit l'attribuer à une combinaison particulière de gaz.

Il y en a d'autres, au contraire, qui sont très-malfaisantes, quoique très-fraîches et limpides, et même agréables à boire. Certaines donnent des douleurs de coliques très-vives aussitôt qu'on en a bu : d'autres des accès de fièvre intermittente. Elles sont chargées ordinairement de beaucoup de sélénite.

La plupart de nos sources doivent être peu profondes ; car la sécheresse en fait disparaître la plus grande partie. C'est aussi une des principales causes de nos épizooties d'été. Les bestiaux souffrent la soif sur les montagnes. Ils y contractent des maladies inflammatoires ou gangréneuses. Nous avons des fontaines intermittentes qui ne coulent que dans certaines saisons.

Histoire Naturelle.

Ceux qni cultivent l'histoire naturelle trouvent dans notre province des richesses de tous les genres. Les collections du règne minéral y sont des plus intéressantes et des plus variées. C'est surtout le tableau de notre volcanisation qui étonne les savans, qui viennent sur les lieux contempler ce grand phénomène.

La composition primitive de nos hautes montagnes et de la plaine intermédiaire, est

de sables et de granits : les torrens qui les ont
sillonnées depuis leur cîme jusqu'à leur base,
en fournissent la preuve dans beaucoup d'endroits. La masse totale de ces granits et de
ces sables paraît être assise sur des lits d'argile : on est du moins porté à le croire, lorsqu'on examine le lit de nos rivières vers leurs
sources. Les cordons de collines qui descendent des hautes montagnes, sont au contraire
formés de pierres et de terres calcaires, à
l'exception de quelques-unes qui ne sont que
des masses de schiste, où il se rencontre en
même tems des mines de charbon.

Les bouches des volcans doivent avoir été
très-nombreuses, et leurs explosions très-
considérables, si l'on en juge par la quantité
des courans de laves, et par leur étendue. Si
l'on veut suivre presqu'à l'œil la marche de
ces éruptions, il faut se rappeler que nos
hautes montagnes sont rassemblées en groupes au nord et au sud de la province. Les
torrens en fusion qui ont inondé tout ce qui
s'est rencontré sur leur passage, sont partis
de ces deux extrémités : ils ont formé une
croûte immèdiatement au-dessous de la
couche végétale qui a plus ou moins d'épaisseur. Ces courans ont coulé dans les vallées
comme sur les montagnes : c'est ainsi du
moins qu'on le conçoit lorsqu'on les examine
dans les vallées ; et c'est ce qui m'a toujours

persuadé que ces vallées existaient avant les
éruptions volcaniques. Cette croûte est formée par une terre argileuse, grisâtre, rougeâtre, noirâtre, plus ou moins cuite, dans
laquelle sont engagés des morceaux de granit
de toute couleur, plus ou moins vitrifiés ou
calcinés, quelquefois intacts ; des morceaux
de pierre basaltique noirâtres ou verdâtres,
avec des débris de pierres calcaires plus ou
moins frappés par le feu. L'on y voit en
même tems des cristaux très-menus de schorl
noir ou jaune, qui sont semés partout en
abondance. Mais ce qui est difficile à expliquer, c'est qu'ils ne sont jamais engagés dans
la base argileuse ; c'est toujours dans le granit
ou le basalte.

Laves appelées truf.

Ces torrens n'ont pas toujours coulé par
couches : on les rencontre quelquefois en
masses. On en trouve de très-belles roches
depuis les *Chazes* jusques à Vic au pied du
Cantal, à la naissance des vallées de Raulhac,
de Brézons et de Jordane. Lorsqu'elles sont
assez dures pour être taillées, on les exploite
pour la construction des bâtimens. Les habitans des environs du Cantal appellent cette
espèce de pierre *truf*. C'est une manière de
de poudingue. Les villes et villages bâtis dans
les vallées à l'ouest et au sud de cette montagne, ou de celles de Salers, sont construits
avec ce *truf* ou avec du granit brûlé. Ce der-

nier est d'une dureté extrême. Il faut néanmoins en excepter la petite ville de Murat
qui est bâtie et pavée de petits basaltes hexaè-
dres. On les casse exprès pour servir de
moëllon et de pavé.

Le granit n'a pas toujours suivi par mor- Granit brûlé.
ceaux les courans des laves. On le trouve en
en masses brûlées dans le voisinage des volcans. Ceux du Mont - d'Or et du Puy - de -
Dôme en ont fait couler une plus grande
quantité que ceux du midi. On peut en juger
par les carrières brûlées qui nous restent à
l'est dans la Basse-Auvergne, telle que la lave
brulée de Volvic, et par celles qui sont à
l'ouest de ces montagnes, sur le bord de la
Dordogne du côté de la petite ville d'Ar-
mand. Les pozzolanes qui sont répandues
dans ce canton en plus grande abondance
que dans les environs du Cantal, viennent
aussi à l'appui de cette observation.

C'est dans les environs du Puy-de-Dôme à
l'ouest, que j'ai rencontré des amas de scories
immenses, et qu'on trouve le plus de laves
poreuses.

Il existe encore dans notre province un Basalte.
troisième produit des volcans peut-être plus Pierre basaltique.
extraordinaire que les précédens. Il serait à
souhaiter que ceux qui ont bien observé les
contrées volcanisées, en donnassent une
histoire exacte, d'après laquelle, l'opinion que

l'on doit avoir sur l'origine de cette pierre demeurât fixée irrévocablement : je parle des basaltes et des pierres basaltiques. Je comprends dans cette classe les schorls en masse, les pierres de corne feuilletées et autres ; la pierre de trapp, le gabbro ou pierre d'éragne de M. Desmarets. Cette nomenclature me paraît assez inutile ; car d'après ce que je vais rapporter, il me semble que c'est la même pierre qui en se refroidissant prend des formes différentes.

La pierre basaltique répandue dans nos montagnes est noire, verte, bleue, gris-defer, quelquefois rougeâtre. Son grain est très-fin. Elle est très-dure et sonore. Elle présente des points vitreux presque imperceptibles dans sa cassure. On la trouve sous différentes formes, répandue généralement partout ; et ces mêmes variétés existent souvent ensemble dans la même carrière ; ce qui prouve évidemment que c'est la même carrière.

Elle a coulé, 1.° en couches horizontales, ou qui se sont pliées, en se refroidissant, à la figure du sol. On trouve ces tables ainsi assises dans une carrière à la côte de Roffiac dans la Planèze. Elles y sont mêlées avec des prismes de différentes formes dans leur longueur, et la pierre y est de toutes les couleurs indiquées ci-dessus. Il s'y trouve aussi du basalte carié.

2°. On la rencontre en colonnes plus ou moins longues et grosses, ayant plus ou moins de côtés, formant quelquefois des articulations.

3°. D'autres fois elle s'est refroidie en feuillets épais d'un demi-pouce ou d'un pouce; ce qui la fait appeler pierre de corne feuilletée. Les villages et les hameaux de la montagne, ainsi que les laiteries appelées *burons*, en sont couverts.

4°. On la trouve en petites masses rondes ou applaties, connues sous le nom de basaltes en rognons, dans la côte de Massiac et dans la plaine contiguë du côté de la Limagne. La ville d'Aurillac est pavée de galets de basaltes qui viennent du Puy-de-Griou à côté du Cantal.

5°. Enfin elle a resté en grosses masses, telles qu'on la voit dans les vallons de Blesle, de Massiac, au Mont-d'Or et à Saint-Flour.

L'on trouve des morceaux de cette pierre engagés dans les laves, qui ont été moins frappés par le feu, auxquels on reconnaît un caractère argileux. Nos montagnes étant assises sur des couches de même nature, il est vraisemblable que les pierres basaltiques sont de même composition, et qu'elles leur doivent leur origine.

Les colonnes de basalte de toutes les

grandeurs, tantôt régulières, tantôt à demi-
formées, et adossées dans tous les sens, se
trouvent rassemblées dans plusieurs cantons.
Les montagnes qui sont aux environs de Murat en présentent un assemblage très-curieux.
La ville de Saint-Flour est bâtie sur une montagne qui n'est qu'un bloc de basalte d'une
disposition très-singulière : l'on y voit des files
de colonnes très-régulières, assises sur une
couche de pierre basaltique, servir de support
à d'autres couches de la même matière. Ces
couches n'ont pas toutes une position hori-
zontale ; il y en a qui sont inclinées en divers
sens.

Le village de Pruns, paroisse de Saint-
Santin-Cantalès près Aurillac, présente un
assemblage beaucoup plus rare. La colline sur
laquelle il est bâti, est composée de pierres
basaltiques de toutes les formes. L'on y trouve
des basaltes en colonnes d'une seule pièce. Il
y a un pavé de basaltes à articulations. Les
maisons sont bâties de basaltes en moëllons.
La plupart sont couvertes de roche de corne
feuilletée. Enfin la pierre basaltique y est en
grosses masses ; et l'on voit à côté un amas
immense de granit gris à demi-brûlé. Je crois
que cet assemblage est une preuve bien
claire de mon opinion sur ces différentes
espèces de pierres.

La pierre basaltique se trouve aussi fondue

quelquefois avec le granit et le schiste grossier. Elle est telle dans les roches de Saint-
Etienne près de Bort.

Nos montagnes ne sont pas moins intéressantes par leurs mines et leurs carrières,
que par les traces de volcans.

Mines et car-rières.

A deux lieues ouest du Mont-d'Or, on
trouve sur les bords de la Dordogne, dans la
terre de Préchonnet, des mines de fer riches
et de bonne qualité.

Mines de fer de Préchonnet.

Il y a aussi dans ces environs des carrières
de granit quartzeux gris et blanc de la plus
grande beauté.

En suivant le cours de la Dordogne, au
dessous de la ville de Bort, il y a une suite
de collines schisteuses et sableuses, avec des
mines de charbon très - riches, que l'on
pourrait embarquer sur cette rivière pour
Bordeaux.

Mines de char-bon.

A quelques lieues plus bas, en suivant le
cours de la même rivière, on découvrit, il y
a quelques années, une mine de plomb à
deux lieues de la ville de Mauriac.

Mine de plomb de Miremont.

Les carrières de granit sont grises à Bassignac ; on les taille avec facilité. Elles sont
noires et brûlées à Mauriac, à Salers et dans
les environs. La dureté de celles-ci est extrême.

Au pied des montagnes de Salers, dans la
vallée de Fontanges, dans un ancien fief de

Mine d'alun.

M. de La-Margé, conseiller en la cour des Aides de Clermont-Ferrand, il y a une mine d'alun qui n'a jamais été exploitée, dont on pourrait retirer quelque avantage, si le Gouvernement voulait s'en occuper.

Paillettes d'or. La rivière de Jordane chariait autrefois assez de paillettes d'or pour donner à vivre à ceux qui les cherchaient dans le sable. Il y a environ soixante ans qu'on n'en trouve plus. La tradition assure que la ville d'Aurillac située sur les bords de cette rivière, tire son nom de là, *Auri lacum*. Il serait possible peut-être, en remontant cette rivière avec soin, de trouver la mine qui a fourni ces paillettes.

Mines de charbon et tourbes de Saint-Flour. Les habitans de Saint-Flour ne se chauffent qu'avec les tourbes et le charbon que le sol leur fournit.

Granit d'Albepierre. Le granit blanc micacé d'Albepierre est d'un grand usage pour la construction: on en fait de très-grands et très-beaux bassins à l'usage de la ménagerie rurale.

Mines de charbon du Lot. Les collines schisteuses qui bordent le Lot, renferment aussi des mines de charbon qu'on n'exploite point.

Argile. L'on travaille l'argile à Saint-Flour, à Aurillac et dans la Basse-Auvergne. Celles de Saint-Flour et de Clermont sont grossières, mais de beaucoup de durée. Celle des environs d'Aurillac est d'une pâte plus fine qui dure moins.

Il n'y a point de carrière d'ardoise connue en Haute-Auvergne : l'on couvre les bâtimens d'un schiste grossier qui les surcharge. Le coup d'œil en est cependant agréable.

Schistes des environs d'Aurillac.

On trouve dans beaucoup d'endroits des indices de mines de fer et de plomb que l'ignorance ou la misère laissent sans activité.

Les mines d'antimoine et autres qui sont à l'est de nos montagnes, devraient être comprises dans la masse de nos richesses, quoique exploitées sur le sol de la Basse-Auvergne, parce qu'il est vraisemblable qu'elles sont un produit de nos montagnes.

On a découvert près de Menet, petite ville de la haute plaine, une carrière de tripoli. Le château de Saint-Étienne, chef-lieu de l'abbaye d'Aurillac, est assis sur une colline calcaire et argileuse où il se rencontre aussi des bancs de tripoli blanc qui n'ont point été fouillés encore, et que je crois avoir découverts le premier.

Tripoli.

De l'Atmosphère et de ses météores.

L'air, ce fluide invisible dans lequel nous vivons, n'est ni pur ni homogène. L'imagination peut à peine concevoir tout ce qui entre dans sa composition. Si nous jetons les yeux sur la surface de la terre qu'il enveloppe, nous découvrons qu'il en reçoit toutes sortes d'émanations. La transpiration insen-

De l'air en général.

sible des végétaux et des animaux, les parties
volatiles que le mouvement et la chaleur détachent de tous les corps terrestres, les exhalaisons souterraines, l'air méphitique que la
putréfaction produit dans les corps organisés,
celui qui s'exhale des eaux stagnantes; ajoutez
à ce mélange l'air que les animaux et les végétaux inhalent ou respirent, lequel à sa sortie
est transformé en vrai gaz, et devient dès-lors
un corps étranger à l'atmosphère. La pro-
priété dissolvante de l'air qui en se saturant
de parties aqueuses, ajoute à son volume une
masse d'humidité immense, puisqu'elle suffit
ensuite pour arroser la surface de la terre.

La matière de la lumière et peut-être de la
chaleur, les fluides inconnus qui produisent
les phénomènes qui nous étonnent, tels que
les fluides magnétiques, sont des parties étrangères à l'atmosphère, dont la quantité sur-
passe toutes les précédentes.

Ce n'est pas tout : il se forme encore d'autres mixtes dans le sein même de l'atmosphère.
Les météores de toute espèce, la matière
électrique, une partie des sels que les végétaux pompent avec l'humidité de l'air, ont
été formés dans son sein. L'air lui-même le
plus pur change de nature et se corrompt
aussitôt qu'il est quelque part en stagnation.

Que l'on juge à présent de l'impureté du
fluide que nous respirons, qui paraît cepen-

dant si simple, à en juger par nos sens! De combien ne diminuerait-on point son volume, si l'on pouvait en séparer tout ce qui n'est pas lui-même?

Il ne suffit point à la médecine - pratique de connaître en général quels sont ces divers mélanges, ainsi que ces différentes altérations. Il lui serait bien plus important de savoir dans quel ordre, dans quelle proportion chaque couche se charge de ces parties étrangères, surtout le région inférieure dans laquelle nous vivons, parce qu'elle a une action beaucoup plus immédiate sur nous. Les miasmes contagieux paraissent résider dans les couches qui nous environnent; certaines mouffettes sont lourdes et pesantes, ainsi que certains gaz. Ils s'élèvent à peine de quelques pieds de terre. Nous en trouvons des preuves dans les galeries des mines, dans l'humidité des marais, dans certaines rosées du matin infectes et malfaisantes. D'autres gaz au contraire montent constamment vers les couches supérieures des lieux qui les renferment. Malheureusement les faits nous manquent; nos lumières sont bornées sur cette matière, et notre ignorance arrête nos réflexions.

L'atmosphère de la Haute-Auvergne est en général froide et sèche, ou froide et humide pendant la majeure partie de l'année. Le ciel y est souvent nébuleux et couvert de brouil- *Atmosphère.*

lards. La rosée y est sensible soir et matin, même pendant les chaleurs de la canicule. Les brouillards qui s'élèvent de nos vallées profondes et serrées, qu'ils remplissent toutes les nuits, même dans les grandes chaleurs, sont une preuve bien sensible de cette humidité et de cette froideur. Il ne faut point se persuader cependant que dans un pays montueux la température soit partout égale. Il s'y trouve au contraire, à très-peu de distance, des degrés bien différens, suivant l'élévation du sol, son exposition et sa figure.

Son humidité, sa température.

Quoique l'air y soit presque toujours humide, il ne relâche point le corps et ne l'affaisse point comme on l'éprouve dans les pays bas et marécageux; il porte, au contraire, une impression vive sur tous les êtres : son ressort se fait sentir visiblement sur les montagnes, la haute plaine, la Planèze et la partie de la province contiguë au Limousin, depuis le Puy-de-Dôme jusqu'au vallon de Bort. Beaucoup de plantes, qui sont d'une belle venue ailleurs, y restent rabougries, ou n'y croissent qu'en taillis. On n'y fait qu'une récolte chaque année; et les animaux sauvages quoique plus forts et plus vigoureux, y sont plus petits. Au contraire dans les vallées à l'est et au sud, ainsi que dans la partie limitrophe au Rouergue et au Quercy, la végétation y est plus développée; l'on y fait plusieurs récoltes, et les animaux sauvages et domestiques y sont plus beaux.

Les voyageurs éprouvent sensiblement cette activité ; leurs forces ainsi que leur appétit augmentent considérablement lorsqu'ils traversent nos montagnes. La phthisie pulmonaire marche beaucoup plus rapidement sur ces lieux élevés que dans les provinces voisines ; aussi suis - je fermement persuadé que notre climat serait le vrai spécifique de la plupart des maux de nerfs, pourvu qu'on y arrivât par gradation, afin qu'un remède que l'on viendrait prendre pour se fortifier ne devînt point un irritant trop fort, si on s'exposait tout de suite aux impressions de la haute montagne.

La chûte rapide des eaux du sommet des montagnes, le cours des rivières qui leur est proportionné, les vents qui y règnent continuellement, tiennent l'atmosphère dans un mouvement perpétuel. Ces vents sont la plupart très-forts ; ils soufflent souvent dans une très-grande étendue, et poussent un très-grand volume d'air ; mais il en est peu qui déplacent la totalité de l'atmosphère. Pendant certaines nuits d'été que j'ai passées sur le sommet du Cantal, j'ai vu des nuages poussés par des vents de sud très-impétueux, passer rapidement sur ma tête ou à mes côtés, tandis que ceux qui étaient aux pieds de la

Son mouvement.

montagne du même côté restaient immobiles.
Cependant le pays y est totalement ouvert:
ce qui prouve qu'il n'y a que la couche d'air
qui est sur la ligne du vent qui est déplacée.
On y observe très-souvent des vents opposés,
l'un supérieur et l'autre inférieur.

Stagnation.   Quoique l'air de nos montagnes soit
dans une agitation continuelle, il s'en trouve
néanmoins des portions qui restent stagnantes. Le bas de certaines vallées profondes
et encaissées dont le prolongement est si-
nueux, retient nuit et jour l'évaporation
des rivières qui les arrosent. Telles sont celles
qui avoisinent les bords de la Dordogne, à
l'ouest et au nord, ou à l'est du groupe de
Salers. Aussi les fièvres intermittentes y sont
endémiques, et les fièvres putrides fréquentes.
Nous avons d'autres bassins à l'ouest du
Cantal, qui ont d'autres causes de stagnation.
Les collines qui les forment sont couvertes
de châtaigniers. Cet arbre étend ses branches
au loin près de terre. Ses feuilles très-larges
le rendent touffu; de sorte que les bois de
châtaignier qui sont ordinairement plantés
sur les côteaux, empêchent le renouvellement
de l'air des vallons, où il y a d'ailleurs beaucoup d'eaux stagnantes. Ses feuilles vertes, à
la vérité, filtrent et purifient l'atmosphère
pendant qu'elles sont en pleine végétation;
mais cet avantage ne compense point le mal

que fait la stagnation de l'air. Leur putréfaction après leur chûte est de très-longue
durée. Elle vicie certainement beaucoup plus
l'air qu'elles ne l'ont purifié pendant leur
vigueur. Cette cause produit les maladies
d'automne dans le pays où l'on cultive la
châtaigne ; et elle donne une constitution
particulière à ses habitans qui sont sujets aux
embarras du foie et de la rate.

La clôture de nos petites villes, de Saint-
Flour, Murat, Salers, Mauriac, Montsalvy,
la malpropreté de leurs petites rues toujours
remplies de fumiers et d'ordures, leurs maisons mal percées, entassées les unes sur les
autres, humides et mal-propres, y rendent
l'atmosphère locale malsaine, parce qu'elle
se renouvelle difficilement. Elles sont cepen-
dant toutes bâties sur des lieux élevés. *Stagnations lo-cales.*

Nous ne connaissons que trois saisons,
l'hiver qui dure six ou sept mois ; l'été et
l'automne. Nous sentons à peine les douceurs
du printems. *Saisons.*

Les approches de l'hiver commencent ordinairement vers la fin de septembre. Les
vents d'ouest qui sont ceux qui règnent le
plus fréquemment pendant le cours de l'année, commencent pour lors à souffler avec
violence. Ils déclinent quelquefois, et deviennent *ouest-sud-ouest* ou *ouest-nord-ouest*.
Ils sont très-humides et très-malsains. Ils se *Hiver.*

Vents.

chargent de brouillards et de pluie en traversant l'océan, et couronnent pour lors nos montagnes des premières neiges. Ils s'arrêtent pendant le mois d'octobre, et font place à quelques beaux jours, pour recommencer en novembre qui est un mois très-pluvieux.

Les vents de *nord* et de *nord-est* prennent la place en décembre. L'atmosphère est pour lors sèche et froide. Le froid est si vif et si piquant, surtout lorsque le vent a traversé les lieux couverts de neige et de glace, qu'il gerce la peau des mains et du visage des voyageurs, au point de les faire saigner. L'air crispe et dessèche singulièrement les fibres pendant leur durée. C'est la saison des givres, des frimats, des gelées blanches et de tous les météores de la congélation. Les aurores boréales sont belles et fréquentes. Il n'est pas rare d'entendre le tonnerre, quoique le ciel soit serein. Cette saison rude continue pendant le mois de janvier, à moins que les vents ne descendent à l'ouest, ou se tournent au sud ; ce qui arrive quelquefois. Si cette variation survient, nons avons vers la fin de janvier des pluies douces et abondantes, avec des brouillards très-épais qui mettent la végétation trop tôt en mouvement ; d'où suit nécessairement une mauvaise récolte. Il en résulte aussi des maladies catarrhales putrides, soit à cause du reflux de la transpi-

(61)

ration insensible, soit parce que l'on inhale continuellement un air humide et corrompu. C'est l'époque ordinaire des milliaires putrides.

Les vents tournent au *sud-sud-est* et *sud-ouest* vers la fin de février; le *nord* et le *nord-est* succèdent néanmoins par intervalle. Mars et avril sont pareillement froids par intervalle; c'est la saison du gresil, de la grêle, des giboulées dans le bas des montagnes. Le retour du tonnerre et des éclairs sur la fin d'avril, annonce celui de la belle saison.

Dans le mois de mai les vents montent à *l'est, est-sud-est, est-nord-est.* Ils redeviennent quelquefois plein *nord.* S'ils se soutiennent dans ce point, ainsi qu'on l'a éprouvé pendant plusieurs années, le froid fait périr les récoltes avancées, et donne des maladies catarrhales inflammatoires; au lieu qu'elles ont un caractère de putridité, si les pluies ont été douces et abondantes par le vent d'ouest.

Ce n'est que vers la fin de juin que les chaleurs commencent à se faire sentir. Le sommet des montagnes avait resté couvert de neiges depuis le commencement de l'hiver jusqu'alors. Les nuits sont toujours froides; on a souvent de la glace sur les eaux stagnantes pendant le mois de mai. Les brouillards et les rosées du matin sont très-abondants

Eté.

dans les vallées au commencement de juin. Dès ce moment tout disparaît. Le vent monte à l'est, pour ne plus souffler que de cette bande pendant le reste de la saison. La pluie cesse d'être générale.

Les orages forment sur les montagnes un spectacle majestueux et terrible. On les voit se former de loin avec un appareil beaucoup plus effrayant que dans la plaine. Des vents impétueux précèdent la nue qui les porte ; ou pressés entr'elle et la terre, ils y font des ravages incroyables. La grêle tombe en abondance. Par sa grosseur et la violence de sa chûte, elle change dans un instant la campagne la plus riante en une terre aride. Si elle frappe sur une vacherie dans les pacages, elle y tue souvent des veaux. Elle meurtrit et enlève le poil des vaches qui en perdent au moins leur lait, si elles n'en sont pas plus malades. Aussi ces animaux en ont-ils un pressentiment qui les porte à les fuir et à se cacher. La foudre qui accompagne toujours ces orages, ne fait pas moins de dégât. Une observation de quinze années sur un espace de dix lieues carrées autour du Cantal, m'a fait voir chaque année quelque ferme brûlée, nombre de bestiaux tués, et au moins cinq ou six personnes. Il faut avoir un courage fortifié par l'habitude, pour supporter le bruit du tonnerre, lorsqu'il gronde

dans les vallons qui le répètent et l'augmentent. L'œil peut à peine soutenir la vivacité
des éclairs.

Il n'y a que sur les sommets élevés dans
les nues où l'on puisse bien comtempler les
météores, lorsqu'on en a le courage, parce
que ce n'est que dans un vaste horizon où
l'on a la facilité de les voir arriver. On les
voit se former quelquefois à ses pieds, et
presque toujours très-près de soi.

L'œil de bœuf, ce petit nuage si terrible
au cap de Bonne-Espérance où il est le pré-
curseur d'une tempête horrible, est également connu des vachers de nos montagnes.
Ils annoncent un orage dans peu d'heures,
quoique le ciel soit serein, dès qu'ils aper-
çoivent une vapeur légère à une certaine
hauteur dans l'atmosphère. Son volume est
à peine sensible dans les premiers instans;
mais il grossit à vue d'œil, et forme un nuage
qui verse souvent des torrens de grêle, et d'où
sortent toujours des tonnerres effrayans.

Les chaleurs de la canicule échauffent la
terre, dessèchent le gazon, font tarir les
fontaines. L'horizon devient épais et crasse
chaque soir par l'abondance des exhalaisons
que la fraîcheur de la nuit rapproche encore
davantage vers la fin d'août. Les phénomènes
électriques, les feux follets deviennent fré-
quens dans les vallées, et présentent pendant

la nuit un spectacle agréable. Les aurores
boréales enflamment l'air presque chaque
soir. On voit aussi quelquefois des lumières
zodiacales. Il n'est plus question d'orages ni
de grêle : la scène a changé. Les vapeurs qui
s'élèvent des vallons chaque soir, forment des
nuages blancs qui en sortent à peine, et les
couvrent pendant la nuit. L'horizon s'obscur-
cit chaque soir. L'on voit près de terre, pendant la nuit, d'autres nuages qui sont quelquefois rouges ; d'autres sont noirs ou blancs :
ceux-ci sont suspendus dans la haute région.
Ils contiennent plus d'exhalaisons que de vapeurs : on est sûr qu'ils ne donneront point
de pluie, et que le soleil les dissipera le len-
demain. Les vents chauds du sud arrivent
aussi à cette époque : ils soufflent pendant
plusieurs jours ; l'herbe et les récoltes en sont
brûlées, en même tems qu'ils affaissent et
suffoquent.

Automne.

Dès que le mois de septembre est arrivé,
nous jouissons d'un air doux et tempéré.
Celui qu'on respire à la campagne est chargé
du parfum des plantes aromatiques dessé-
chées. Il m'a paru extraordinaire que l'atmosphère eût dans ce tems là des calmes
aussi parfaits qui durent plusieurs jours. Il
n'arrive plus d'orages : c'est la saison la plus
agréable de l'année. Les vents d'*est* et de *sud-
est* soufflent néanmoins par fois. Les rosées

deviennent chaque jour plus abondantes et plus froides. Enfin il arrive des gelées blanches qui refroidissent extraordinairement les nuits : le lait des vaches tarit subitement par moitié dès que la première se fait sentir, quoiqu'elles aient encore une pâture abondante sur la montagne. Ce phénomène me paraît difficile à expliquer. Enfin, les premières neiges forcent ces animaux à descendre dans les vallées ; et leur retour assure celui de l'hiver. La terre, encore brûlante des ardeurs de l'été, tient néanmoins l'atmosphère encore échauffée dans ses couches inférieures, qui ne se refroidissent que par degrés ; ce qui rend le mois d'octobre supportable, même à la campagne.

Outre ces vents généraux, il en est encore d'autres qui soufflent dans certains tems. *Vents particuliers.* Pendant les mois de mai et de juin, il règne des brises qui partent d'entre le *nord-est* et le *sud-est,* depuis le lever du soleil jusqu'à midi, et qui reprennent après son coucher jusqu'à dix heures du soir. Ces mêmes brises reparaissent vers la fin d'août et vers le mois de septembre. Deux causes semblent se réunir pour les produire ; savoir, l'inhalation et l'exhalation des plantes, combinées avec la fraîcheur de l'atmosphère. La végétation est forte et vigoureuse pour lors sur les montagnes couvertes de gazon : il y a donc

5

une forte exhalation dans les plantes, qui pompent avec plus de force l'atmosphère. La fraîcheur du matin ou du soir rapproche davantage de la surface de la terre les vapeurs et les exhalaisons, puisqu'elle couvre ces mêmes plantes d'humidité. Je crois que ces deux causes suffisent pour exciter ces vents légers.

Certaines gorges des montagnes, la direction de certains vallons, entretiennent des courans d'air continuels, qui forment des vents locaux d'une autre espèce.

Les vents d'ouest, de nord et d'est, ou leurs intermédiaires, sont ceux qui règnent le plus fréquemment dans nos contrées. Le tems humide ou le froid en sont, par cette raison, les températures les plus ordinaires. L'air du sommet de nos montagnes est vif et dévorant par son ressort extrême. Celui de la haute plaine, de la Planèze, des environs du Puy-de-Dôme, des Monts-d'Or, jusqu'à la ville de Bort, est de la même qualité, mais à un moindre degré. Celui des vallées à l'ouest du groupe de Salers, est humide. Tout ce qui touche à la Limagne jouit de la température douce de la Basse-Auvergne. Le canton situé au midi des groupes de Salers et du Cantal, est aussi doux et tempéré.

De la constitution physique et morale des habitans, et de leur nourriture.

L'Auvergnat né de parens qui n'ont point dégénéré, est fort, vigoureux et robuste, pourvu qu'il ait toujours habité le climat froid de ses montagnes. Sa taille ordinaire est de cinq pieds cinq à six pouces. Elle est en général bien exprimée. On remarque néanmoins des variétés particulières à certains cantons. Les habitans de la Planèze, à l'est du Cantal, ont les épaules carrées et les jambes légèrement arquées ; leurs cheveux sont blonds ; leur peau est très-blanche. Ceux du pays de l'Artense, sur la haute plaine, sont également forts, sans avoir les jambes arquées. Ils sont beaucoup plus courageux, et même féroces dans leurs querelles. Les uns et les autres nous représentent parfaitement cette race de Gaulois blancs et blonds dont parle César. Les montagnards des vallées de l'ouest et du sud des montagnes méridionales sont bruns, avec des couleurs très-vives : leurs traits sont réguliers ; leur carnation est aussi plus moëlleuse. Ce sont nos plus beaux hommes ; mais ils sont moins vigoureux. Les vallées et les bords de la Dordogne ne produisent au contraire que des hommes secs et basanés. Ceux des frontières du Limousin, du Rouergue et du Quercy,

Constitution physique.

dont les châtaignes font la principale nourriture, sont pareillement maigres et basanés.
Les habitans de nos villes sont l'espèce la
plus chétive et la plus dégradée : on trouve
néanmoins leur constitution forte, lorsqu'on
la compare à celle des habitans des autres
villes du royaume.

Usages.

On ne connaît point dans cette province
ces grosses masses d'hommes que nous présentent la Hollande et d'autres pays bas et
marécageux. La constitution nationale est
parmi nous sanguine et sèche, plus disposée
néanmoins aux maladies inflammatoires putrides qu'à celles qui sont purement inflammatoires.

La majeure partie des habitans de la
Haute-Auvergne quitte tous les ans ses montagnes, pour aller exercer ailleurs des arts
mécaniques, ou y faire le commerce. Il n'est
aucune province, ville ou bourg de la France
ou de l'Espagne, où l'on ne trouve des Auvergnats. Il y en a une grande quantité dans
les villes de Flandre et de Hollande, et même
en Portugal. Il en passe dans nos îles de l'A-
mérique depuis quelques années. Les alimens
dont ils usent dans ces différens climats,
l'air qu'ils y respirent, le métier qu'ils y
exercent, les mœurs qu'ils y contractent,
toutes ces causes réunies, altèrent leur constitution. Ils forment à leur retour une nou-

velle espèce d'hommes dans le sein de leur famille, qui porte un changement visible dans la génération qui leur succède. Nos belles femmes de la paroisse de Crandelles et des environs, ne doivent leur sensibilité nerveuse, qu'au long séjour de leurs pères dans les provinces brûlantes de l'Espagne.

Les mouvemens de l'Auvergnat sont lents, fermes et lourds : on peut en juger par ses jeux et ses danses. Il paraît que cette lenteur le fait manquer d'adresse dans ses travaux; mais en revanche, il est capable de soutenir pendant long-tems les plus rudes fatigues; ce qui prouve l'étendue de ses forces. On peut juger de sa lenteur et de sa force par les travaux des scieurs de long pour la marine de nos ports. Cette lenteur me paraît dépendre des fibres fortes, massives et peu irritables : elle diffère de la lenteur des peuples des climats brûlans, en ce que cette dernière est l'effet de l'irritation continuelle qui les épuise.

Force physique.

Cette force se montre encore d'une autre manière dans l'effet des purgatifs; il faut en doubler la dose sur nos montagnards, si on veut en obtenir l'évacuation ordinaire. Je faisais cette observation lorsque je travaillais sur les frontières du Rouergue et du Quercy, où le sol est chaud et sec, où le peuple boit du vin, et mange beaucoup d'oignons, d'ail, et de millet; tandis que sur nos montagnes on vit de laitage et l'on ne boit que de l'eau : il fallait que je donnasse une double secousse à ces derniers pour les purger, au lieu que la dose ordinaire suffisait pour émouvoir la fibre très-irritable des autres.

Une des preuves les plus évidentes de notre constitution vigoureuse, est le pouvoir de se reproduire dans un âge très-avancé. Il n'est pas rare de voir des vieillards sexagénaires se marier, et avoir des enfans que la pureté des mœurs des campagnes fait présumer être leur ouvrage. On aura peine à croire qu'un particulier sain et robuste, ayant épousé à l'âge de soixante ans une fille de dix-neuf, en ait eu dix-huit enfans jusqu'à l'âge de quatre-vingt-quatre ans qu'il est mort : la population est très-considérable dans nos montagnes; il y a peu de villages où l'on ne rencontre plusieurs familles de dix, douze et quinze enfans.

Constitution
du sexe.

Notre sexe est moins beau que robuste : sa taille est au-dessus de la moyenne. On oublie cependant volontiers son embonpoint, en faveur de sa carnation. Ses couleurs sont vives ; sa peau est blanche ainsi que ses dents. On croit que c'est à l'usage du pain de seigle qu'est due la blancheur des dents. Elles ont beaucoup de gorge, ce qui en fait de très-bonnes nourrices. Le seul canton de la Planèze nous donne des blondes :

partout ailleurs elles sont brunes, quoique souvent avec des yeux bleus.

Les plus belles femmes se trouvent dans les campagnes des environs d'Aurillac. Le sexe des vallées au sud et à l'est des montagnes est aussi très-bien; il est hideux, au contraire, dans les environs des Monts-d'Or.

La constitution des femmes est sanguine comme celle des hommes : leur fibre faible et lâche en fait la différence, parce qu'elle les rend plus humorales. Les règles ne paraissent chez elles qu'à l'âge de quatorze ou quinze ans; on trouve même dans les campagnes, où les passions sont plus long-tems en silence, des filles qui ont atteint leur dix-huitième année, sans avoir encore rien vu, qui jouissent néanmoins d'une bonne santé. Lorsqu'elles coulent facilement, leur durée est de six jours dans une personne de vingt à trente ans : elles sont abondantes pendant trois jours. Cette évacuation ne finit que vers quarante-huit ou cinquante ans.

Les femmes accouchent heureusement : la milliaire laiteuse est la maladie qu'elles ont à craindre pour lors.

Nos enfans naissent vigoureux et robustes. Des enfans.
Dès qu'ils sont nés, les mères ont la mauvaise coutume de leur donner à teter. La plupart n'attendent point que les vingt-quatre heures soient écoulées. L'abus est poussé

plus loin pendant le nourrissage : chaque fois que l'enfant crie pendant la journée, il est assuré que sa mère cherche à l'apaiser en lui présentant le mamelon. Elle fait pis encore, elle lui donne de la bouillie deux fois le jour dès les premiers jours de sa naissance : cette bouillie est faite avec de la farine de froment délayée dans du lait de vache chez les gens aisés ; c'est, au contraire, de la farine de seigle, d'avoine, d'orge ou de sarrasin, délayée dans du lait de chèvre ou de l'eau chez le peuple. Malgré la grossièreté de cette nourriture qui l'endort, et qu'on lui donne dans cette intention, l'enfant est gras et robuste; il commence à marcher dès le sixième mois : preuve bien certaine de la force de sa constitution organique, qui tient de ses parens et de l'atmosphère dans laquelle il vit.

Constitution morale. Si nous considérons cette nation dans son moral, nous voyons que les mœurs sont peu dissolues dans les campagnes. On y rencontre peu de célibataires : chacun cherche à éteindre par le mariage les besoins physiques de l'amour. La médiocrité de la fortune n'y met point d'obstacles ; aussi la population, favorisée par les mœurs et le climat, y est très-nombreuse.

Le paysan y est doux et soumis; il ne devient brutal et féroce que lorsqu'on lui fait une grande violence. Le sentiment de ses forces le porte pour lors à cet excès. Il n'en ferait jamais usage, si on ne le provoquait. Il exerce dans sa chaumière l'hospitalité des premiers âges : on l'y verrait vivre sans chagrin, s'il avait de quoi payer les impôts. La race des mandians est très-nombreuse dans les montagnes, uniquement parce qu'elle trouve des secours trop faciles auprès de ces malheureux qu'elle ronge.

La misère dans laquelle il vit le rend libre : en s'habituant à toutes les privations il est heureux. Lorsqu'il devient chef de famille, il est avare : son avarice est bien pardonnable ; elle naît du peu de facultés qu'il a pour subvenir à ses besoins. L'ivrognerie, à laquelle il se livre un peu trop, trouve pareillement des excuses dans ses travaux pénibles, et le climat froid qu'il habite.

J'ai déjà dit que les Auvergnats étaient portés à exercer les travaux les plus pénibles, et que ce goût leur était inspiré par le sentiment de leurs forces. Il faut l'avouer cependant, peut-être ne réussiraient-ils point dans les arts qui tiennent à l'imagination ou à un sentiment exquis ; la nature me paraît leur avoir refusé l'une et l'autre à un certain point ; du moins j'en juge par le peu d'artistes que cette province fournit, et par l'ignorance où l'on y est sur les beaux-arts ; ce qui me paraît un défaut national. Mais si la nature leur a refusé une forte dose d'imagination, ce qui peut-être n'est qu'une prévention de ma part, leurs succès dans les sciences abstraites sont une preuve non équivoque de l'énergie et de l'étendue de leurs autres facultés intellectuelles.

Les habitans des villes sont d'une société très-difficile : plusieurs causes me paraissent contribuer à les rendre tels. Ils ne cultivent ni les arts ni les sciences ; leur commerce est presque nul : ils sont par conséquent exposés aux malheurs de l'oisiveté. Leurs fortunes sont médiocres ; sans cesse pressés par le besoin, ils sont continuellement occupés de la manière de vivre de leurs voisins ; ils leur portent envie, ils les tracassent, ils leur font des méchancetés : de là naissent parmi eux des haines continuelles, des procès ruineux. L'état de magistrat, d'avocat, de procureur, de notaire, d'huissier, sont les seuls auxquels on destine les enfans, à moins que l'on en fasse des prêtres. Ces états sont malheureusement les fléaux de la société, lorsqu'on ne les exerce point avec équité et modération. Il n'est donc pas surprenant qu'on y passe sa vie dans l'amertume, parce qu'on la passe à faire du mal, ou à repousser celui qu'on nous fait. L'amitié, ce sentiment délicieux, y est à peine connu. Il n'y a dans ces petites villes que des liaisons de convenance : on n'y sent point assez que le vrai bonheur consiste à faire du bien à ses semblables, qui nous le rendent toujours.

Les mœurs du sexe sont très-pures; les soins pénibles du ménage forment toute son éducation. Dans quelque classe des citoyens qu'une fille soit née, on ne lui apprend, dès son enfance, que les travaux et l'économie domestiques. La partie de l'éducation qui donne des grâces et développe les talens, est totalement ignorée dans cette province, même de la noblesse et des gens riches. On n'y connaît point ce que l'on appelle ailleurs les femmes aimables et charmantes.

La sensibilité du cœur y est peu excitée par le choc des passions; la sévérité de nos mœurs et de nos usages, la bonne constitution nerveuse du sexe, le mettent à l'abri de cet écueil. D'après cette manière d'élever les femmes, l'on présume facilement que l'on connaît peu le charme de la société dans les montagnes : les mœurs y resteront toujours rudes et grossières, jusqu'à ce que l'on y ait rendu le sexe aimable. On est fâché de rencontrer souvent de la beauté, de l'esprit, les qualités du cœur, avec de l'humeur ou des défauts essentiels dans le caractère.

Je suis fermement persuadé que la force morale égale au moins la force physique dans

Mœurs du sexe.

les deux sexes : s'ils sont privés de ces impressions délicieuses qu'éprouvent quelquefois les âmes trop sensibles, ils sont aussi à l'abri des maladies nerveuses, qui rendent la vie si triste, qu'elles font désirer souvent d'en voir la fin.

La terreur et tous ses effets influent peu sur le peuple pendant les maladies épidémiques : aussi la trop grande sécurité ou son insouciance lui font contracter facilement toutes les maladies contagieuses. Je l'ai toujours vu supporter tranquillement une fièvre maligne, mais je l'ai vu en même temps ne prendre aucunes précautions pour s'en préserver. Lorsqu'une maladie populaire se manifeste dans un village, on peut assurer que peu d'individus en seront exempts.

Nourriture.

Pain.

Le pain de seigle fait sa principale nourriture, dans les villes comme à la campagne : le paysan y fait entrer souvent le son. Il est lourd et pesant ; il moisit facilement, parce qu'on ne laisse point fermenter la pâte assez long-tems, ni prendre au pain la cuison qui lui est nécessaire. Cette nourriture est néanmoins très-saine, lorsqu'elle est bien préparée.

Gâteaux de sarrasin.

On y joint les gâteaux de blé-sarrasin dans les arrondissemens de Mauriac et d'Aurillac : c'est de la farine délayée dans de l'eau, qu'on laisse très-peu fermenter, et qu'on fait griller ensuite, pendant quelques minutes, sur un plateau de fer mince que l'on tient sur le feu. On vit de châtaignes sur les frontières du Rouergue et du Quercy. La bouillie d'avoine et de lait est en usage dans la haute montagne : elle est beaucoup plus saine que les châtaignes.

On a partout du lait, du beurre et du fromage en abondance ; le peuple en mange chaque jour : le petit-lait est réservé pour les vachers. Le cochon salé, surtout le lard, sont d'un usage journalier dans toute la province, à l'exception de la Planèze et des environs de Murat, qui y substituent la vache ou la chèvre salées. *Laitages.*

Les choux, les raves ou turneps, que l'on cultive partout avec succès, avec les pois, les fèves et les lentilles, sont à-peu-près tous les mets dont le peuple se nourrit. Il mange deux fois le jour de la soupe faite avec ces légumes et un peu de lard ou du beurre rance et salé : du pain, du fromage, ou du lait à la place du fromage, composent le surplus de ses repas. L'eau pure fait sa boisson ordinaire. *Légumes.*

Il est encore d'autres alimens pour les autres classes d'habitans, qu'il est utile de connaître. Nos jardins fournissent en abondance toutes les espèces de plantes potagères et de légumes : les oignons, les carottes, les salades, les choux, les haricots, etc.; sont d'un goût délicieux.

La Basse-Auvergne ou les provinces méridionales pourvoient la montagne des meilleurs fruits. Elle ne pourrait leur rendre en échange que les fraises de ses bois.

Gibier.

Le gibier et le poisson que nous mangeons sont aussi de bonne qualité. Nous avons des sangliers, des chevreuils, beaucoup de lièvres, de perdrix, des cailles et des bécasses au passage; du poisson de rivière, parmi

Poisson.

lequel on compte le saumon, la truite, le barbeau, l'assie, l'ombre-chevalier, l'anguille, le gougeon, et la loche. Les étangs nous donnent des carpes, des tanches, du brochet, des anguilles. On ne connaît point le poisson de mer.

Volaille.

La volaille de toute espèce, les poules, les canards, les dindons, les pigeons, remplissent nos basses-cours : ils sont de médiocre qualité : mais on en est dédommagé par la bonté du bœuf, du mouton et du veau, dont les boucheries sont bien fournies. Le pain de froment est le seul dont se nourrissent les gens riches.

Vins.

Quoiqu'on ne recueille point de vin, on en boit cependant plus qu'ailleurs; car, il ne faut point le dissimuler, l'Auvergnat est ivrogne : le climat lui en conservera toujours le goût; et je crois le vin nécessaire à sa santé.

La table des gens riches est toujours bien pourvue de vins du Quercy, du Languedoc et de Bordeaux. Ceux de la Basse-Auvergne, du Limousin, du Rouergue, et même la qualité médiocre du Quercy, se vendent à l'auberge pour les voyageurs, et à la taverne pour le peuple, où il va se dédommager, les jours de fête, de l'eau qu'il a bue pendant la semaine.

Le peuple sale beaucoup les alimens dont il se nourrit ; il met du sel jusques dans son pain. J'ai dit déjà qu'il assaisonne sa soupe avec du lard ou du beurre très-rance : cette précaution lui est nécessaire pour rompre la viscosité du reste de sa nourriture. Un peuple qui vit de végétaux mucilagineux, dans un climat froid et humide, qui ne boit en même tems que de l'eau, a besoin nécessairement d'un pareil mélange. Le sel, le lard salé, le beurre rance aident ses digestions.

Tout homme qui travaille fait trois repas par jour pendant sept mois de l'année ; il en fait quatre le reste du tems. Je ne blâme que son souper où il a l'habitude de trop manger ; c'est une des causes qui contribuent le plus à donner des asthmes humides à nos habitans.

Maladies des Habitans.

Les maux vénériens sont communs dans nos montagnes, quoique la pureté des mœurs s'y

Maladies vénériennes.

soit conservée. C'est la portion de la nation qui s'expatrie qui l'apporte, et qui l'y renouvelle. C'est toujours le mari qui en fait présent à sa femme au retour de sa campagne. Nos laborieux Auvergnats dont la constitution est vigoureuse, satisfont leurs besoins sans courir aucun risque, pendant qu'ils vivent dans le sein de leur famille : lorsqu'ils en sont éloignés, leur appétit se rassasie où il trouve le plus de facilité; or c'est cette facilité qui les empoisonne. De retour auprès de leurs femmes, ils vivent chastement avec elles, parce qu'ils n'ont plus de besoins ; mais ils leur communiquent le levain dont ils sont infectés. La sévérité de leurs mœurs leur inspire une fausse honte, et les empêche de déclarer leurs maux. J'ai vu périr des femmes pour avoir parlé trop tard. Un vieillard de soixante-dix-huit ans mourut pour avoir gardé trop long-tems un phymosis sous lequel un chancre vénérien avait rongé le gland, et où la gangrène s'était mise. Ceux qui vont en Espagne ou en Provence sont les plus exposés à cette maladie. Je puis attester que ce mal s'éteint de lui-même sans aucun secours.

Ecrouelles.   Les écrouelles sont la maladie endémique de la province. L'on trouve beaucoup de scrophuleux dans nos hôpitaux; et la plupart des maladies chroniques participent de ce levain.

Les eaux de neige, les eaux calcaires de certains vallons, l'humidité froide de l'atmosphère, qu'on respire continuellement dans les vallées, les variations continuelles de sa température, les alimens visqueux dont on se nourrit, tels que le fromage, me paraissent être les principales causes de cette maladie. Il faut y ajouter le levain vénérien dégénéré; les levains galeux et dartreux qui se jettent quelquefois sur les glandes et sur les os. Cette maladie porte un caractère très-marqué sur les individus qu'elle attaque. Ils ont les angles de la mâchoire inférieure plus saillans et carrés ; les os de la pommette sont plus gros : quelques-uns ont la boîte osseuse du crâne bosselée. Leurs lèvres sont épaisses, surtout la supérieure. Les ailes du nez ont pareillement plus d'épaisseur, ainsi que les paupières. Leurs yeux sont chassieux et fluxionnaires : ils sont sujets aux ophtalmies chroniques, et aux taches sur la cornée. Les glandes du col sont toujours plus ou moins gorgées chez eux, ainsi que celles du mésentère. Ce levain se jette sur les os des extrémités, et ne les respecte pas plus que ceux de la face : il produit sur le tibia, le radius et les autres grands os, des exostoses qui restent souvent indolentes toute la vie; tandis qu'il carie toujours les petits os spongieux du tarse ou du carpe. Lorsqu'il produit ce dernier

effet, les fistules qui en sont la suite ne se
ferment qu'après que l'os est totalement dis-
sous par la vermoulure, ou à l'époque de la
puberté. Par une bizarrerie inexplicable, j'ai
vu souvent les os viciés avec les dents saines
et belles. Il se dépose sur les viscères paren-
chymateux du bas-ventre et sur les glandes du
mésentère, où il forme ces gros ventres con-
nus sous le nom de *rachitis strumosa* : d'autres fois il se cantonne sur les extrémités
inférieures, et y produit le *pédarthrocace*.

Je l'ai vu produire des effets singuliers sur
les humeurs du tissu cellulaire : c'est un embonpoint particulier que personne n'a observé. Ces scrophuleux sont joufflus; leurs
membres sont gras et potelés; leurs couleurs
sont très - vives, mais d'un rouge foncé ou
violet : leur graisse est néanmoins dure et
presque skirrheuse. La forme de leurs membres est matérielle et mal arrondie. Les personnes du sexe sont très - ventrues, et leurs
règles arrivent tard. Je voudrais qu'on appe-
lât cet épaississement du tissu cellulaire
polysarchia scrophulosa. Cet état maladif se
rencontre plus souvent chez les jeunes filles que
chez les garçons. Je connais des familles entières affligées de cet embonpoint scrophuleux.

Lorsque les dépôts glanduleux du tissu
cellulaire tournent à la suppuration, voici
leur marche : le ramollissement insensible de

leur sommet dure des années entières ; il
perce enfin par un ou deux trous fistuleux,
qui rendent une humeur sanieuse d'une odeur
aigre : il pousse ensuite à côté de ces trous
fistuleux des mamelons fongueux et rougeâ-
tres. Tout cela s'opère plusieurs mois avant
que la base de la glande se ramollisse ; il arrive même souvent que l'ulcère se ferme, se
consolide, quoiqu'elle reste dure ; pour lors
il se forme sur cette base une cicatrice dure,
inégale, qui est la même toute la vie.

Lorsque le sommet en suppuration a laissé
suinter l'humeur sanieuse, il en sort une humeur muqueuse dont l'odeur est aigre : cel-
le-ci s'épaissit et forme une croûte qui couvre
les trous fistuleux, ainsi que les chairs fongueuses. Rien ne coule pour lors. Le malade
sent des démangeaisons au-dessous, qui semblent lui annoncer une guérison prochaine :
c'est au contraire une nouvelle suppuration
qui se prépare, laquelle a souvent fait un
nouveau clapier dans le tissu cellulaire avant
sa sortie. Lorsque ces dépôts en suppuration
sont nombreux ou abondans, le malade mai-
grit ; il éprouve pendant plusieurs années des
mouvemens de fièvre lente.

L'on reconnaît un ulcère scrophuleux à ces
signes : il est fongueux, fistuleux, indolent,
croûteux ; sa croûte ressemble à celle de la
teigne ; son odeur aigre est la même. J'ai

comparé quelquefois ces croûtes ; il est im-
possible de les distinguer, soit par la couleur,
la consistance ou l'odeur. L'odeur de la sanie
et du mucus est toujours aigre ; elle est parfaitement semblable à celle de la lymphe. Ces
tumeurs s'enflamment et se ramollissent lentement.

Les sujets scrophuleux de constitution bi-
lieuse se rencontrent fréquemment dans nos
pays méridionaux. Je ne sais pourquoi M. de
Bordeu a désavoué ce fait, lui qui avait vécu
à Montpellier.

On attaque ces maladies par les amers, les
fondans, les résineux, et par tout ce qui peut
détruire la viscosité des humeurs. Cette méthode, quoique la meilleure, est souvent
infructueuse : ce n'est qu'à l'époque de la puberté que la guérison s'opère.

On néglige trop les sudorifiques ; en voici
la preuve. Les eaux minérales de Cranssac
sourdent au pied d'une montagne de charbon
dont l'intérieur est en combustion : on y a
pratiqué des grottes où l'on fait prendre des
étuves sèches à ceux qui sont tourmentés de
rhumatisme. J'appris par hasard, il y a dix
ou douze ans, que des *pédarthrocaces* y
avaient été guéris. J'ai fait prendre depuis
ces étuves à des scrophuleux de toutes les
espèces, excepté lorsqu'ils étaient dans le
marasme ; et j'en ai toujours retiré des succès.

Il faut leur faire user de ce remède pendant plusieurs saisons, et souvent pendant plusieurs années. On doit présumer qu'il faut préparer auparavant les malades à soutenir ces sueurs.

Quand on a voulu tenter la cure de cette maladie par les laitages et les mucilagineux, on l'a rendue plus grave. On ne doit y avoir recours, du moins dans mon pays, que lorsque la fièvre lente a détruit le malade; encore faut-il les combiner avec les amers.

La nature se forme quelquefois dans cette maladie des égoûts, qu'il est dangereux de vouloir fermer. Une jeune fille, âgée de vingt-six ans avait des fistules avec carie aux bras, aux cuisses, sur le sternum. Elle était réglée; son embonpoint se soutenait, ainsi que sa vigueur. Je lui donnais une fièvre aiguë toutes les fois que je parvenais à fermer quelqu'une de ses fistules. Personne n'ignore que les écrouelles qui durent jusqu'à un âge avancé, font périr le malade, s'il est assez imprudent pour les guérir. Je crois inutiles nombre d'observations que je pourrais rapporter en preuve. C'est pour lors un égoût qu'il faut conserver.

M. de Sauvages dit que la gale est endé- *Gale.* mique au pays des montagnes : il n'en donne point la raison. La nôtre est le *scabies humida*. Elle ne devient canine ou dartreuse, que lorsqu'on la garde long-tems, que les

sujets sont malprópres et d'une mauvaise
constitution. Il y en a cependant une espèce,
au nord et à l'est du Cantal, à Murat et à
Saint-Flour, dont les pustules sont larges,
croûteuses et humides. Les habitans s'y nourrissent de chèvre et de cochon salés.

Les alimens crasses, la variété de l'atmosphère, peuvent concourir à la faire naître ;
car cette maladie tient beaucoup à l'état de
la transpiration. La malpropreté et la contagion me paraissent néanmoins en être les
principales causes. Si le peuple se tenait proprement dans ses habits, son coucher, ses
habitations, elle serait certainement plus
rare. Il n'y a point de hameau dans la Haute-
Auvergne qui en soit exempt : elle y est héréditaire dans certaines familles. Dans nos
colléges de Saint-Flour, Mauriac et Aurillac,
il fallait autrefois un banc dans chaque classe
pour les galeux. On ne la connaît presque
plus dans ces colléges, depuis que le luxe a
amené la propreté. J'ai vu souvent des personnes guérir au printems, en quittant leurs
habits d'hiver, et la reprendre à l'automne,
en reprenant ces mêmes habits. Les pauvres
de l'Hôtel-Dieu d'Aurillac n'ont aucune com-
munication avec les externes : un enfant
trouvé y apporta la gale en revenant de la se-
vreuse. On prit toutes les précautions pos-
sibles pour la détruire : l'attention fut portée

jusqu'à désinfecter les meubles. On crut y avoir réussi, parce que cette maladie disparut : elle revint cependant à l'époque où l'on reprend les vêtemens et les couvertures d'hiver, pendant les trois années suivantes. Ce n'était donc que la contagion qui la faisait renaître.

L'odeur que nos montagnards exhalent est aigre, parce qu'ils ne vivent que de lait et de fromage : ils sont cependant presque tous galeux. Ce n'est donc point une acrimonie putride qui la produit constamment.

L'on voit des gales locales qui ne paraissent qu'au printems. Il serait dangereux de troubler ces crises par des remèdes.

Une gale répercutée produit souvent des effets sinistres : elle se porte sur la poitrine. je l'ai vue donner une faim canine à un jeune homme, qui en périt après être tombé dans le marasme.

Le peuple croit que la lune influe beaucoup sur le retour de cette maladie. Cette tradition serait-elle fondée sur l'action de cet astre sur la transpiration insensible ? Il n'y a point d'observation qui le prouve.

Je rapporterai ici à ce sujet une observation de plusieurs années, faite sur plus de deux mille personnes du sexe. Lorsqu'elles venaient me consulter, je leur demandais en quel tems leurs règles arrivaient. J'ai enfin vérifié le journal que j'avais tenu de leurs

Retour des regles.

aveux, et j'ai trouvé qu'elles arrivaient également à toutes les phases de la lune ; ce qui détruit l'opinion de Méad et d'autres météorologistes.

Ce levain est un de ceux qui se déposent le plus facilement sur les glandes. Quoique cette marche lui soit commune avec le virus scrophuleux, il est néanmoins plus âcre et plus rongeant.

Après avoir purgé et préparé les galeux de l'Hôtel - Dieu d'Aurillac, on leur fait quitter leurs lits et leurs vêtemens. On leur donne à chacun un nouet de soufre en poudre, et une cuillerée à bouche d'huile de noix. Ils se frottent chaque soir en se couchant avec ce nouet, jusqu'à ce que l'huile soit épuisée. Il est rare que ce traitement très - simple soit sans succès après la huitaine, lorsqu'il est précédé de la saignée et de la purgation.

La lèpre des Grecs.

La lèpre des Grecs n'est point un mal inconnu parmi nous. On la trouve communément depuis les Monts - d'Or jusqu'aux montagnes de Salers, vers les frontières du Limousin. On l'appelle *mal Saint Main*. Les malheureux qui en sont affligés ont des croûtes écailleuses, sèches, grisâtres ou roussâtres sur les sourcils, qui les dépilent ; sur le cuir chevelu, la face, les bras, les jambes et les cuisses. Elles disparaissent et reverdissent suivant les saisons ; ce qui prouve qu'elles tiennent à l'action de l'atmosphère sur l'organe de la peau. Ces malades sont pâles, basanés, tristes, rêveurs : leur transpiration est fétide. Ils ont tous une faim canine. La plupart finissent par le marasme, après avoir traîné une vie languissante pendant plusieurs années. Le défaut de secours en est sans doute la cause.

L'on en rencontre quelquefois une autre espèce qui approche de la précédente, dont voici un exemple. Une paysanne âgée de trente ans, dont les règles avaient toujours bien coulé, qui avait deux enfans en bas âge sains et robustes, avait depuis plusieurs années, des croûtes sèches, dartreuses sur les seins, qui en couvraient les aréoles, et qui avaient détruit les mamelons ; elle en avait de pareilles sur les bras, les cuisses et le ventre. Tout le reste de son corps était couvert d'une gale canine. Son visage était jaune, livide ; sa peau était d'un jaune noir. Son foie était évidemment embarrassé. L'odeur de sa transpiration était semblable à celle de la teigne humide.

Nos enfans sont plus sujets qu'ailleurs aux croûtes lactées ; au feu volage, à la teigne humide. Cela doit être. Ils sont plus gras, plus chargés d'humeurs ; on les nourrit de bouillies indigestes : ceux du peuple sont plus malpropres. La qualité de l'atmosphère doit d'ailleurs y contribuer.

C'est une gourme qu'il est nécessaire que la nature expulse à cet âge : il ne s'agit que de soutenir dans de justes bornes cette crise salutaire.

La teigne.

Les espèces de teignes sèches qu'on appelle en Provence *rasque*, et chez nous teigne blanche, sont ici très-communes. Les enfans de tout âge y sont les plus sujets. Il y a aussi beaucoup d'adultes qui n'ont pu s'en délivrer, surtout parmi le sexe. Les femmes qui en sont affligées, sont en même tems rongées de fleurs blanches.

L'espèce appelée *porrigo*, *tinœa furfuracea*, *rasque* farineuse, se place entre les cheveux, en petites écailles minces et transparentes comme le *mica*. Elle gagne souvent les sourcils : il est rare qu'elle porte sur la santé.

La teigne croûteuse, *tinœa crustacea*, est semée par placards sur le cuir chevelu : ses écailles sont épaisses et puantes. Il y en a qui est sèche et verruqueuse : elle n'est qu'une variété de la précédente. Cette dernière se loge volontiers sur les sourcils. Ces deux espèces sont toujours accompagnées de la pâleur du visage. La révolution de la puberté les guérit ordinairement.

La plus mauvaise qualité est celle que nous appelons *tinœa lupina*. Elle est malheureusement très-commune. Ses croûtes sèches et

épaisses d'un demi-pouce, jaunâtres ou grisâtres, ressemblent à de l'alun boursoufflé
sur le feu : souvent le cuir chevelu est totalement rongé par une seule croûte qui le
couvre entièrement. Elle détruit de même les
sourcils lorsqu'elle y prend racine. Son odeur
est insupportable. Ceux qui en sont infectés
ont le visage livide.

On réussit rarement à la guérir radicalement, quelques précautions que l'on prenne :
on a le chagrin de la voir reparaître long-
tems après qu'on la croyait détruite, si on
la déracine avec l'emplâtre de poix, et que
l'on cicatrise la peau sans ouvrir un égoût,
et sans purifier le sang. Ce levain affecte la
poitrine, ou donne des maladies de la tête.

Le gouêtre n'est point familier à toutes les
femmes de nos montagnes : je ne l'ai trouvé
que dans certains endroits de nos vallées méridionales, à Aurillac, à Polminhac, à Marmanhac, à Boisset, à Leucamp. Les femmes
y sont plus sujettes que les filles : les hommes
en ont très-rarement. J'en ai vu jusqu'à trois
de la grosseur du poing sur le col de la
même personne.

L'on ne connaît point de remède qui en
puisse dissoudre le kiste : les topiques y sont
inutiles. Nous avons dans le voisinage d'Aurillac un charlatan assez hardi pour les extir-
per. Quelques malheureuses victimes qui ont

Le gouêtre.

péri dans l'opération, n'ont pu le corriger.
Il y en a un autre qui les perce de part en
part avec un séton, et qui vient quelquefois
à bout de les fondre. Son traitement est long
et cruel. La violence des douleurs qu'il occasionne excite des inflammations dangereuses
dans le larynx et le pharynx. J'en ai vu qui
étaient accompagnées de délire. On est fort
heureux lorsqu'il ne survient qu'une fluxion
sur la gorge. Les étuves de Cranssac les dimi-
nuent, lorsqu'ils sont de nature scrophuleuse.

Fleurs blan-
ches.

Les fleurs blanches ont beaucoup d'analogie avec les maladies de la peau. Les mêmes
causes les produisent ; elles vont souvent ensemble, ou elles se succèdent dans le même
sujet. Les levains teigneux, galeux, dartreux,
les produisent toujours. Si elles s'arrêtent,
on voit souvent refluer l'humeur sur le tissu
cellulaire, ou se déposer sur les glandes.

Cette maladie est aussi rare dans nos campagnes, qu'elle est commune dans nos villes.
L'exercice, les bonnes digestions, le tissu
ferme des viscères, en exemptent nos villa-
geoises ; au lieu que l'oisiveté, le luxe, les
passions, la délicatesse, la sensibilité des
fibres, en produisent de toutes les couleurs
à nos citadines. Cette maladie est très-commune à Aurillac, même parmi les jeunes
filles, chez lesquelles on ne peut raisonna-
blement suspecter une cause vénérienne. Je

I'ai vue souvent paraître dès l'âge de six à sept ans.

Il y a une autre cause qui les y dispose. J'ai déjà observé que le sexe de cette contrée avait beaucoup d'embonpoint; qu'il était ventru et avait beaucoup de gorge. Ses nombreuses grossesses achèvent de relâcher ses viscères du bas-ventre, et les disposent aux fleurs blanches.

Parmi le grand nombre, il y en a de purement lymphatiques. Cette maladie met en général peu d'obstacle à la fécondité. On est accoutumé à voir faire beaucoup d'enfans à des femmes qui ont toujours perdu en blanc, même avant de se marier.

Le peuple est sujet à des ulcères opiniâtres aux jambes. Les virus scrophuleux, psorique, etc.; les rhumatismes invétérés, la cessation des règles, en sont souvent la cause : mais ils sont plus souvent la suite des coups ou des chûtes. Pendant que j'ai été chargé de l'Hôtel-Dieu d'Aurillac, j'ai observé que c'étaient, pour la plupart, des ouvriers ivrognes, maçons, maréchaux, scieurs de long, fendeurs de bois, charpentiers, etc., qui y étaient le plus sujets.

Voici leur caractère. Leur siége est au bas de la jambe. La peau commence par y devenir violette, écailleuse, dure, racornie. Peu de tems après que cette couleur a paru, le

Ulcères aux jambes.

malade y ressent des douleurs vives avec
élancement : il sort des boutons, dont la
pointe suppure lentement; leur base reste
toujours dure ainsi que leurs bords. Il se
forme enfin sur cette peau un ulcère dont le
fond est mollasse, pâle, tandis que les bords
en sont calleux. Le bas de la jambe se dessèche, et diminue au lieu d'enfler. Cet ulcère
fait le tour de la jambe en la rongeant. On en
voit quelquefois plusieurs au lieu d'un, qui la
rongent successivement. Il en découle une
sanie rougeâtre et peu liée. Il ne s'y forme
jamais d'excroissances fongueuses. Quoiqu'ils
paraissent superficiels, l'os est toujours al-
téré en dessous. Le mal s'étend quelquefois,
et gagne le gras de la jambe. La couleur violette de la peau précède sa marche ; sa dureté
vient ensuite avec les boutons ; l'ulcère paraît
le dernier. Cela ressemble parfaitement à
l'*elcosis herpetica* de Sauvages; il n'y manque
que la démangeaison. Le régime, les sucs
amers antiscorbutiques, beaucoup de purga-
tions, les pédiluves émolliens, des bains,
les guérissent, si le malade a la patience de
se soumettre à un traitement de plusieurs
saisons.

Pédarthrocaces. Les enfans de l'un et de l'autre sexe du rideau méridional de nos montagnes, sont
sujets, depuis l'âge de neuf ans jusqu'à dix-
huit, à un gonflement fistuleux, avec carie

des extrémités inférieures de l'humérus, du fémur ou du tibia: le genou est le plus souvent affligé.

Le malade se plaint six mois d'avance de maux de tête et de reins: la tête de l'os qui doit être le siége du dépôt devient doulou-reuse; les élancemens continuels en sont in-supportables tant la nuit que le jour. Il s'é-tablit une fièvre lente avec des exacerbations quotidiennes; l'articulation se gonfle; la tu-meur perce: il se forme un trou fistuleux, d'où découle de la sanie rougeâtre, chargée de vermoulure carieuse. Dès ce moment les souffrances cessent, et ne se renouvellent que lorsqu'il se fait une nouvelle carie, ou que le trou se ferme.

Cette cruelle maladie dure plusieurs an-nées, et souvent toute la vie. Les enfans de nos petites villes, faibles et délicats, presque toujours infectés de quelque levain scrophu-leux ou autre, guérissent rarement: ceux des paysans, vigoureux et robustes, chez lesquels la masse des humeurs n'est jamais infectée à un certain point, guérissent au contraire fa-cilement. Je ne rapporterai en preuve que cette observation. Un jeune paysan fort et ro-buste, âgé de dix-huit ans, me montra, il y a quelques années, un de ses genoux qui était gros et fistuleux: on pouvait traverser la tête du fémur de part en part avec une aiguille à

tricoter. Il y avait peu de jours que dans le
fort de son travail, il s'en était détaché une
esquille très-considérable, d'un pouce et demi
de long, et d'environ trois lignes d'épaisseur:
elle était presque circulaire. C'étaient les
couches extérieures de la partie inférieure
du fémur. Sa mère avait été obligée d'ouvrir
avec des ciseaux le trou fistuleux de la peau,
pour pouvoir la faire sortir. Elle me parut si
considérable, et sa sortie si difficile à concevoir, que je ne l'aurais jamais cru, si je n'avais
vu le sujet. Il ne souffrait plus: le pus qui sortait
était devenu épais et louable, et le genou ac-
quérait des forces de jour en jour. Je lui prédis
une parfaite guérison, qu'il ne devrait qu'à la
nature. Je l'ai revu depuis parfaitement guéri.

Les sudorifiques, les frictions, les fumigations mercurielles, réussissent; mais il faut
les continuer longtems, et à des distances un
peu éloignées. Le cautère actuel excite des
exfoliations salutaires, et ranime en même
tems les oscillations dans la substance de l'os,
qui le dégorgent. Les étuves de Cranssac que
j'ai déjà recommandées pour les dépôts scrophuleux, produisent aussi de bons effets
après les frictions mercurielles: j'ai fini nombre de guérisons par leur secours.

La phtisie pul-
monaire.

La phthisie pulmonaire, cette maladie terrible pour l'individu qu'elle attaque et pour
le médecin qui la traite, est plus commune

dans nos vallées méridionales et dans nos petites villes, que dans le reste de la province.
L'ivrognerie parmi le peuple, et surtout chez
les femmes, est une de ses principales causes.
Leurs phthisies sont hépatiques ; on voit leur
visage jaune, couperosé ; la toux reste sèche
pendant plusieurs années avant de devenir
humide et purulente. Leur dégoût pour les
alimens est extrême ; leur passion pour le vin
et l'eau-de-vie est incroyable. Les sucs laiteux
dévoyés se jettent aussi souvent sur les poumons pendant la grossesse. Nous voyons
beaucoup de femmes phthisiques par cette
seule cause. On verra plus bas que les épan-
chemens laiteux sont très-communs et très-
funestes dans nos contrées méridionales. L'é-
paississement scrophuleux est encore une
cause très-ordinaire de la phthisie pulmonaire. D'après des observations sûres et ré-
pétées, sa durée est de dix-huit mois à deux
ans. C'est certainement le ressort de l'atmosphère qui la rend aussi courte. Les phthisiques
de la montagne vivent moins que ceux de la
partie inférieure des vallées. L'on aura de la
peine à se persuader que cette maladie soit
aussi commune dans un pays où l'on ne vit
que de laitage et de végétaux.

Les eaux du Mont-d'Or, que j'ai fréquen-
tées pendant quinze ans, jouissent d'une cé-
lébrité justement méritée pour sa guérison.

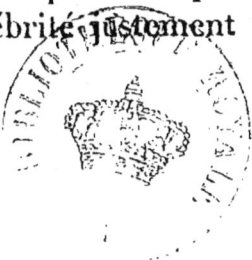

7

Il y a néanmoins des réflexions importantes à faire dans leur administration. Elles ne conviennent point à toutes les pulmonies ni à tous les degrés de cette maladie. Les médecins éclairés qui travaillent auprès de cette source, devraient donner des règles sur leur usage; car leur activité est inconnue à ceux qui en sont éloignés. Elles excitent un mouvement fébrile chez presque tous les buveurs, ou du moins une augmentation sensible dans le pouls : les sécrétions de la peau en sont considérablement augmentées, telles que celles des glandes sébacées, de la sueur et de l'insensible transpiration; les urines coulent en même temps plus copieusement; les règles sont toujours plus abondantes et avancées de quelques jours. Il semble que tout cela se fait aux dépens des évacuations des premières voies; car l'on est constipé pendant qu'on en use.

Elles font expectorer davantage les pulmoniques et les asthmatiques, et leur donnent souvent des crachemens de sang. Elles agissent fortement sur le tissu cellulaire : cet effet est sensible par l'amaigrissement des malades. Qu'on juge du dépérissement des phthisiques, lorsque l'action dissolvante des eaux se trouve jointe à celle du pus ! aussi frappent-elles rudement sur les nerfs delicats, ainsi que sur la fibre musculaire trop irritable. Je leur ai vu donner des asphyxies et des convulsions effrayantes. Enfin lorsque l'atonie et la colliquation ont avancé la destruction d'un phthisique, lorsque cette maladie est essentielle et inflammatoire, que l'expectoration est abondante et la fièvre très - vive, lorsque les fibres sont trop sensibles, dans toutes les phthisies hépatiques, et dans beaucoup d'autres cas qu'il n'est pas possible de rapporter ici, il faut en défendre l'usage, parce qu'elles avancent les jours du malade, au lieu de le soulager.

C'est au contraire dans les phthisies tuberculeuses, dans celles qui ont pris leur source dans les humeurs cutanées répercutées, et dans les phthisies laiteuses, qu'elles sont salutaires, pourvu que le mouvement suppuratoire ne soit point trop avancé. Toutes ces réflexions sont fondées sur des observations qu'il n'est pas possible de placer ici.

Quoique l'asthme soit l'apanage de la vieillesse, nos paysans du moyen âge, et même nos jeunes gens, sont souvent attaqués de celui qu'on appelle asthme humide. La température humide de l'atmosphère, ses variations, les vents froids de nord et de nord-est, me paraissent en être les causes visibles. Cette évacuation incommode les conduit néanmoins jusqu'à un âge avancé, à moins que quelque cause imprévue ne la supprime. Nos

L'asthme.

villes n'ont rien de particulier à cet égard : cette maladie s'y rencontre dans la même proportion que partout ailleurs.

Rhumatisme. Nos malheureux Auvergnats, forts et robustes, se chargent des travaux les plus rudes dans les provinces où ils s'habituent : ils y couchent sur la dure, dans les granges, les fours et les étables. Transis de froid, leurs habits mouillés par la pluie, ou leur linge par la sueur, les alimens les plus âcres font leur nourriture pendant qu'ils sont hors de leur patrie; du pain, du vin, du cidre, de la bière, du vieux fromage, des oignons, etc., toutes ces causes réunies portent un principe d'âcreté et de sécheresse dans leurs humeurs : l'organe de la peau devient par cette raison sec et parcheminé; ses fonctions se font mal : delà naissent les rhumatismes qui les tourmentent presque tous.

Les chaudronniers, les potiers d'étain, ceux qui fondent le fer en gueuse pour faire de la cendrée, y sont le plus sujets.

L'atmosphère humide et chaude dans laquelle passent leur vie les habitans du Mont-d'Or, et surtout les baigneurs, leur donnent beaucoup de douleurs rhumatismales. En sortant de leurs bains, ils s'exposent à l'air froid et vif de leurs montagnes; ce qui augmente le dérangement de leur transpiration insensible.

Si les rhumatismes chroniques tourmentent les Auvergnats, la goutte les dédommage en les laissant tranquilles. Leurs travaux leur procurent la première maladie, en usant les organes de la peau; et ils les mettent à l'abri de la seconde, en fortifiant les viscères destinés à la digestion et à l'assimilation. On ne trouverait pas quinze goutteux sur douze mille habitans qui composent la ville d'Aurillac: il y en a aussi peu dans les autres villes des montagnes. On ne les connaît point dans les campagnes, où il y a cependant beaucoup d'ivrognes.

Les engelures sont renfermées dans nos petites villes. Je ne connais dans la campagne que la paroisse de Marmanhac, où l'on trouve cette maladie. Le reste de nos montagnes en est exempt. Elle attaque principalement les enfans, le sexe délicat, et surtout les jeunes filles qui s'occupent à faire de la dentelle.

Les engelures.

Elle se place sur les doigts des pieds, des mains, sur le dessus des mains, sur le nez, les oreilles et le menton; les talons en sont le siége le plus ordinaire. Je n'en ai vu qu'une fois aux fesses. C'est une maladie de la graisse; car c'est toujours sur une peau potelée qu'elle paraît: on ne verra jamais d'engelures sur un endroit maigre.

Ce n'est point un froid rigoureux qui les occasionne, puisqu'on n'en connaît point sur la haute montagne; car il faut bien distinguer les engelures d'avec les membres gelés. Les premières font souffrir pendant plusieurs mois, tandis qu'un membre gelé est souvent gangréné dans vingt-quatre heures. L'on ne court le risque d'être gelé que sur le haut de nos montagnes, au lieu que les engelures sont la maladie du climat tempéré de nos vallées. Les variations du froid et du chaud produisent cette dernière impression.

Dès que les matinées fraîches de l'automne se font sentir, les engelures commencent à paraître, et ne guérissent qu'au printems. C'est donc plutôt au dérangement de la transpiration dans les peaux délicates, qu'à la congélation des humeurs occasionnées par le grand froid.

Je ne connais personne qui ait dit qu'elles sont héréditaires : cela est cependant très-certain. C'est sans doute la structure de la peau qui devient un vice héréditaire. Voici leur marche dans notre climat.

Lorsqu'elles veulent paraître, la peau enfle légèrement, et devient d'un rouge vif et foncé; on y sent une chaleur et une démangeaison insupportables, surtout le soir avant de se coucher. La cuisson augmente à proportion de la rougeur. La sensation que l'on éprouve ressemble à une brûlure légère. La peau s'écorche ensuite, et se couvre souvent de phlyctènes. Dès qu'elle est écorchée, il se forme un ulcère superficiel dont les peaux sont pâles, et d'où il découle un pus rougeâtre. Les douleurs deviennent pour lors si aiguës, que le malade perd le sommeil, et que la fièvre s'allume. C'est une fièvre d'irritation.

Il survient des démangeaisons d'une autre espèce, qu'il faut bien distinguer des premières. Celles-ci arrivent quelque tems après qu'on a gardé la maladie, et sont un vrai signe de guérison.

On voit par cette description, qu'elles diffèrent de celles des Suisses, décrites par M. Tissot; car la peau est ulcérée parmi nous. Cet ulcère est gangréneux.

On les guérit difficilement par plusieurs raisons. Les personnes qui y sont sujettes veulent se tenir trop chaudement; l'on a d'ailleurs beaucoup de peine à exciter une bonne suppuration dans les parties où la circulation est très-ralentie. J'envoyai un malade aux bains du Mont-d'Or, il y a quelques années, afin de prévenir le retour des engelures gangréneuses qui s'étendaient depuis le talon jusqu'au gras des jambes, et que j'avais eu beaucoup de peine à guérir. Il en revint avec des sueurs abondantes de la ceinture en bas, qui le prenaient chaque nuit, parce qu'il avait pris des demi-bains. Elles durèrent près de deux ans, et disparurent à la fin, sans que les engelures soient revenues.

Le pou habite la partie chevelue de la tête. Il n'y a, dit-on, que la malpropreté qui le multiplie et le répand sur le reste du corps. C'est la maladie des enfans, des vieillards, et du peuple lorsqu'il n'a pas soin de se tenir propre. Nous voyons aussi que les personnes blondes y sont sujettes, même toute leur vie.

Ce que je vais rapporter me porte à croire qu'on n'en a point saisi toutes les variétés.

Les pous sont l'apanage de l'enfance. Nos enfans en ont une plus grande quantité que dans les autres provinces méridionales. Les pous habitans de la tête sont d'un gris cendré; ceux du reste du corps sont toujours d'un blanc mat : nos vieillards sont tous sujets à ces derniers, même parmi les gens riches. J'en ai vu qui en étaient couverts, quoique tenus très-proprement. Il faut observer que l'espèce qui afflige les vieillards, monte rarement à la tête; elle se plaît davantage sur le corps. Cette dernière ne se détruit jamais à cet âge; au lieu que les soins et les remèdes viennent à bout des pous des enfans.

Cet insecte est endémique au climat d'Espagne; nos Auvergnats en rapportent toujours : ceux même qui y ont fait un long séjour ne peuvent plus s'en délivrer; il les gardent le reste de leur vie, quelque attention qu'ils aient à se tenir propres. On est persuadé en Espagne que les pous conservent la santé.

Les mêmes causes qui nous donnent des asthmes humides nous procurent des sourds et des chassieux sur le haut des montagnes et dans la partie supérieure des vallées. On est surpris d'y rencontrer beaucoup de jeunes gens atteints de ces maladies. La quantité d'ophtalmies ulcéreuses et chassieuses que j'ai observées dans les hameaux de la montagne, m'a toujours surpris. M. le curé de St.-Projet, dont la paroisse est assise au pied du Mont-Violent, a vérifié depuis beaucoup d'années que la dureté d'oreille était familière à ses jeunes paroissiens.

Sourds et chassieux.

Les maladies laiteuses, aiguës et chroniques, sont très-familières au sexe de nos montagnes. Les unes et les autres y sont endémiques. Je rapporterais ici mes observations, si je n'étais à la veille de les faire paraître dans un ouvrage particulier.

Miliaire laiteuse.

Je l'ai déjà dit, nos femmes sont grasses ; leur sang fournit beaucoup de parties muqueuses et de parties aqueuses : elles se font rarement saigner pendant leur grossesse ; elles n'observent aucun régime pendant leurs couches ; la plupart négligent de se purger après. L'abondance du lait qu'on voit chez elles pendant qu'elles sont nourrices, est une preuve évidente que dès le commencement de leur grossesse la pléthore laiteuse existait chez elles. Il n'est donc point surprenant que le lait se dévoie facilement et qu'il se dénature, en se déposant hors des routes et des couloirs que la nature lui a destinés. C'est dans le tissu cellulaire qu'il fait ordinairement ses ravages. Quiconque connaîtra l'analogie qu'il y a entre cette liqueur et la graisse, n'en sera point surpris.

Hydropisies.

Il est deux causes générales qui agissent fortement sur nos compatriotes, lesquelles sont très-propres à produire l'hydropisie : l'atmosphère humide et variable, avec les alimens visqueux et chargés d'air. La première favorise trop l'inhalation, et dérange en même tems la transpiration : la seconde, qu'il est aisé de reconnaître au gonflement qui suit la digestion, et aux vents qui lui succèdent, disposent pareillement à cette maladie. Il est néanmoins très-peu d'hydropiques dans nos contrées. C'est sans doute la sobriété et les travaux rudes qui les garantissent de ce fléau.

Il est néanmoins une cause particulière qui rend l'ascite commune dans les villes de notre rideau méridional ; c'est l'ivrognerie. Elle est incurable lorsqu'elle provient de cette source.

Hydropisies locales.

L'hydrocèle, l'hydrartros, les hydatides,

les loupes, se rencontrent fréquemment. Ces collections lymphatiques sont sans doute les effets des causes générales que je viens d'indiquer.

La classe des laboureurs est très-sujette aux **Hernies.** entérocèles, ou plutôt à toutes les espèces de hernies. J'ai vu l'estomac sortir en partie, par un écart de la ligne blanche. Les efforts continuels auxquels leurs travaux les obligent, les coliques violentes qu'ils éprouvent, sont les causes uniques de ces déplacemens.

Les chars dont le laboureur se sert versent aisément, parce qu'ils ne sont qu'à deux roues. Les chemins étroits, difficiles et raboteux qu'il parcourt chaque jour avec ses bœufs, toujours en montant ou en descendant, exigent de lui des efforts à chaque instant pour les retenir ou pour les relever. La charrue avec laquelle il laboure, n'entre dans la terre et n'y est retenue que par la force du bouvier qui la conduit. Ses greniers sont tous au second étage, et même quelquefois au troisième : il y porte tous ses grains sur ses épaules. Les eaux crues ou trop fraîches, les alimens visqueux dont il se nourrit, lui donnent des coliques spasmodiques terribles. J'ai vu sortir les intestins par les anneaux du bas-ventre, par la violence des tranchées. Si je voulais pousser plus loin l'énumération de ses travaux, j'y trouverais autant de causes

de ses hernies. J'ajouterai que j'ai vu un hé-
matocèle se former dans trois jours, pendant
la durée d'une colique hypocondriaque.

Hypocondria-
ques.

S'il est surprenant de trouver des maux
vénériens parmi des peuples dont les mœurs
sont pures, qui sont isolés parce qu'ils sont
sans commerce, sans fabriques, sans rivières
navigables, il ne l'est pas moins de rencontrer toutes les espèces de maladies nerveuses
dans un climat où l'air a autant de ressort.
Ces dernières sont néanmoins circonscrites
dans un certain nombre de paroisses.

L'Auvergnat, né fort et vigoureux, habi-
tué aux vicissitudes d'une atmosphère froide
et humide ou glacée, va habiter le climat
brûlant de l'Espagne ou de nos provinces
méridionales; il est obligé, par les métiers
qu'il exerce, d'y passer la majeure partie des
jours exposé aux ardeurs du soleil, qui dessèche et irrite ses fibres, en même tems qu'il
donne un caractère terreux à ses humeurs.
Ce malheureux avait des couleurs très-vives
lorsqu'il a quitté sa patrie; à son retour, il
a le teint jaune et olivâtre. Certains reviennent maigres et secs; leurs solides sont ra-
cornis. Chez d'autres, au contraire, la fibre
a passé à un état d'atonie et de relâchement.
Ceux-ci sont ventrus et bouffis de graisse.

Ce n'est point seulement le physique de
leur constitution qui est changé; leur moral

'a éprouvé une plus grande révolution. Les
uns et les autres sont mélancoliques, néanmoins sur des objets opposés. Les idées des
premiers sont sombres et noires ; ils sont
craintifs, jaloux et méfians. Ils délirent continuellement sur quelque maladie qu'ils n'ont
point. La plupart se croient pulmoniques.
Les autres sont moins à plaindre : un goût
décidé pour les plaisirs fait l'objet de leur
délire. Joyeux par excès, inconstans dans
leurs désirs comme dans leurs actions, il
semble que la sensibilité nerveuse s'est accrue
chez eux dans la même proportion du relâchement du tissu cellulaire.

Les uns et les autres portent un caractère
de singularité dans leurs mœurs, leurs gestes,
leurs usages, et surtout sur leurs visages,
qui les font distinguer au premier coup d'œil
de leurs compatriotes.

De pareils individus doivent nécessairement produire leurs semblables ; ou tout au
moins leurs descendans ont une disposition
héréditaire à toutes les maladies nerveuses.

Ce n'est point le seul changement que les
climats brûlans opèrent sur les Auvergnats.
Ceux qui ont séjourné long-tems en Espagne,
reviennent presque tous avec la tête dérangée;
quelques-uns arrivent maniaques. La température froide de leur patrie les calme ordinairement, et les guérit quelquefois radicalement.

Maniaques.

J'ai vu cependant la folie acquise en Espagne, devenir ensuite héréditaire : c'était, à la vérité, dans une famille dont les nerfs étaient très-sensibles et très-délicats, tant du côté paternel que du côté maternel.

Névrophatiques. La misère et l'appât du gain font expatrier nos compatriotes. Les ressources qu'ils trouvent en Espagne leur font donner la préférence à ses provinces. Ce royaume, la source de leurs richesses, l'est aussi de leurs maux. L'argent qu'ils en rapportent tous les deux ans, met leur famille dans l'aisance : leurs femmes abandonnent les travaux de la campagne, auxquels elles étaient habituées, pour vivre dans l'oisiveté et la mollesse. Delà sont venus tous les désordres de la sensibilité et de l'irritabilité parmi elles : elles sont devenues vaporeuses.

Ces deux causes, la mélancolie et le luxe, n'agissent que sur quelques paroisses. Il en est une troisième beaucoup plus générale, et dont les impressions sont plus fortes : c'est la misère occasionnée par la masse des impôts et la disette des grains. Ces derniers sont rares et chers depuis dix ans.

Nos jeunes paysans, comptant sur la vigueur de leurs bras et sur leur industrie, cherchent sans réflexion à satisfaire leurs besoins dans le mariage, lorsque la nature les presse. Bientôt leur sagesse et le climat froid leur donnent une nombreuse famille. Devenus citoyens, on les accable d'impôts : ils étaient riches étant garçons ; ils sont pauvres après leur mariage, parce qu'outre les impôts, il faut nourrir et vêtir une femme et des enfans. Ces enfans languissent et dépérissent faute de pain ; la femme s'afflige en silence ; le mari, qui ne peut fournir à tant de besoins, tombe dans la tristesse et la langueur. Il faut être témoin de cette cause de dépopulation dans les campagnes, pour en être vivement touché.

Fous, imbécilles.

L'imbécillité, ou si l'on veut, le crétinage, est endémique à notre sol, comme il est propre au Valais et à d'autres vallées des Alpes. Il est peu de hameaux, peu de vallées sur nos montagnes, où l'on ne rencontre de ces êtres qui paraissent dépourvus de facultés intellectuelles, et qui ne font que végéter. Ce vice d'organisation est néanmoins plus fréquent sur le haut des montagnes que dans le bas des vallées. Dans toutes les familles où je l'ai observé, j'y ai toujours découvert un épaississement dans les humeurs, lequel était quelquefois évidemment scrophuleux ; de sorte que je suis porté à croire que c'est à la viscosité des liquides qu'est due l'atonie des solides.

Les sujets affligés de cette maladie ont tous des vices corporels qui indiquent ces deux causes. Ils ont quelques-uns de leurs mem-

bres paralysés , ou la forme en est contrefaite :
quelques-uns ont les chairs flasques et molles :
d'autres, au contraire, sont gras ; mais c'est
un empâtement qui indique le vice scrophuleux.

Je connais une famille dont les individus,
très-vigoureux et robustes, sont des masses
de chair : leurs enfans ne commencent à bal-
butier qu'à six ou sept ans ; à peine mon-
trent-ils les premiers élémens de la raison à
quinze, sans qu'il paraisse chez eux d'autre
vice que des organes trop matériels. Je re-
garde ce vice de famille comme une nuance
du précédent ; et je crois être d'autant plus
fondé à le considérer de même, que j'ai re-
marqué que ces embonpoints scrophuleux
dont j'ai déjà parlé , sont souvent accompagnés de grosses têtes imbécilles.

Les imbécilles exécutent avec lenteur tous
les mouvemens. On ne trouve chez eux aucun
vestige d'imagination, ni de mémoire, encore moins de réflexion. Ils sont assez heureux ou malheureux pour n'éprouver aucune
passion ; ils ne sont pas même mélancoliques, car cela supposerait de la réflexion.
Leur appétit est vorace. Ils sentent peu les
besoins de l'amour. On croit qu'ils parvien-
nent rarement à un âge avancé. On les reconnaît aisément à la physionomie qui leur est
propre, ou plutôt ils n'en ont point. Com-

ment en auraient-ils ? ils n'ont aucune passion à exprimer. Le *sensorium* est trop relâché chez eux, pour recevoir des impressions vives et durables, qui le déterminent à réagir sur les muscles de la face, pour y peindre les passions qui agitent l'âme.

Après avoir fait connaître les maladies endémiques à certains cantons, et celles qui sont générales à la province, je vais parcourir celles qui sont attachées à certains métiers, et qui paraissent en être les effets immédiats.

Les tanneurs, corroyeurs et pelletiers, sont en grand nombre dans nos petites villes, surtout à Aurillac, à cause de la matière première pour exercer ces métiers, qui abonde dans toute la province. Les cuirs, les peaux de toute espèce, l'écorce de chêne, la pierre à chaux, qui sont à peu près les matériaux les plus nécessaires, s'y trouvent en quantité. Ces trois métiers n'y sont point distincts et séparés ; ils y sont exercés par les mêmes ouvriers qui, par conséquent, sont sujets aux mêmes maux. Les charbons gangréneux, ainsi que les maladies gangréneuses de toute espèce, les ulcères scorbutiques aux jambes, les fluxions scorbutiques à la bouche, beaucoup de dépôts suppuratoires dans le tissu cellulaire de la peau ; s'il leur arrive de se couper ou de s'écorcher quelque part, ils ont beaucoup de peine à la faire cicatriser :

Tanneurs, corroyeurs, pelletiers.

8

Telles sont les maladies que j'ai pendant long-
tems observées sur cette classe d'hommes.
Leur haleine, leur transpiration, ont une
odeur plus fétide que celle des autres hommes
en santé. L'atmosphère qui les environne est
un cloaque de putridité qui infecte et pénètre
leurs humeurs, non seulement par la voie de la
respiration et de l'inhalation ; elle se mêle en
outre continuellement à leurs alimens et à
leurs boissons ; de sorte que l'on peut dire que
ces malheureux, qui vivent nuit et jour dans
un air corrompu, se nourrissent de miasmes
putrides et salins, d'air méphitique, et de tout
ce qui peut accélérer la putréfaction et la dissolution. Il n'est donc pas étonnant qu'ils
soient atteints plus fréquemment de toutes
les maladies qui ont ce caractère, et que leurs
humeurs contractent une disposition particulière à toute espèce de pourriture.

Chaudronniers. La ville d'Aurillac travaille beaucoup de
cuivre, quoiqu'elle soit très-éloignée de ses
mines. Elle en tire du nord par Bordeaux,
du Piémont par Marseille, des mines de Ville-
franche en Beaujolais et du Lyonnais par
Lyon. Il est aisé de reconnaître partout ces
ouvriers en cuivre ; ils ont en général le visage
pâle et cadavéreux ; leurs cheveux sont lui-
sans, huileux et verdâtres. Les toux chroniques, l'asthme sec et tuberculeux, les phthisies de même espèce, la colique métallique,

sont les effets ordinaires des miasmes cui-
vreux qu'ils respirent continuellement, et qui
acquièrent toute la causticité dont ils sont
susceptibles dès qu'ils ont été humectés dans
le corps humain.

Les forgerons, ainsi que les maréchaux, **Forgerons,**
sont phthisiques, hémoptysiques, sujets à **maréchaux.**
l'asthme convulsif ou tuberculeux. L'alter-
native continuelle du chaud et du froid qu'ils
éprouvent, leur donne des rhumatismes: l'attention qu'ils sont forcés de porter à leur ouvrage, toujours rouge et ardent; l'obligation
de fixer une flamme vive et scintillante; les
impressions des émanations brûlantes du fer
rouge et de la forge, affaiblissent de bonne
heure chez eux l'organe de la vue en le des-
séchant. Les mêmes causes leur donnent des
ophtalmies chroniques.

Leurs mains sont couvertes de durillons,
de callosités et de gerçures. Les maréchaux
ont de plus des ulcères avec carie aux jambes,
provenant des coups reçus et mal soignés.
En faisant la plus légère attention aux ma-
nœuvres que ces deux arts exigent, l'on aper-
cevra au premier coup d'œil, les causes qui
doivent nécessairement produire toutes ces
maladies.

La rue qu'ils habitent est étroite et mal
aérée; elle n'a aucun courant d'air, à cause
de sa position. J'y ai traité des scorbuts ter-

ribles dont la marche était des plus aiguës :
c'était certainement l'air stagnant qui les
produisait.

M. de Colbert établit une manufacture de
point à Aurillac : cet établissement s'est perdu,
parce que notre pays a toujours été aban-
donné à lui - même. Il ne nous reste que des
faiseuses de dentelles dont le talent s'est ré-
pandu dans la province. Ce métier est l'unique
ressource des filles du peuple d'Aurillac, de
Saint-Flour, Mauriac, Murat, et de quelques
paroisses de la campagne.

Ces jeunes personnes contractent toutes
une mauvaise santé à ce métier : il développe
en elles le vice scrophuleux qui fait le caractère général des humeurs du peuple. Elles
sont fluxionnaires ; on leur voit des ophtalmies chroniques, des taches aux yeux : elles
ont de gros ventres ; leurs règles fluent mal,
très-tard ou point du tout. Quelques-unes ont,
dès l'âge de huit ou dix ans, des fleurs blanches qui ne sont point vénériennes. Elles sont
sujettes aux dartres, aux engelures, aux vapeurs, en un mot, à toutes les cachexies
qu'une vie sédentaire, dans une attitude cour-
bée, jointe à une mauvaise nourriture, peut
produire. Je guérissais nombre de ces enfans
en leur faisant changer de métier, et en leur
faisant mener une vie laborieuse, qui les
forçât de marcher beaucoup.

Les servantes, dans les villes de province, Servantes.
sont des filles de peine, chargées des plus
gros travaux du ménage : elles sont obligées
d'aller chercher matin et soir à la rivière
l'eau qui est nécessaire à la ménagerie domes-
tique. Ce sont elles qui blanchissent le linge
des maisons où elles servent : ces travaux
exposent journellement ces jeunes personnes
à essuyer des impressions vives de l'eau
qu'elles touchent continuellement. Pendant
l'hiver, c'est de l'eau de neige ou glacée :
pendant le reste de l'année, elle est tout au
moins fraîche matin et soir. Elles ont l'im-
prudence de la puiser, d'y aller laver, d'y
entrer les pieds nus à toute heure, et même
pendant leur tems critique : cela occasionne
des dérangemens de toute espèce dans l'ordre
et le cours de leurs règles, des coliques, des
engorgemens des viscères du bas-ventre. On
trouve, en un mot, chez ces malheureuses
domestiques, toutes les maladies qui accom-
pagnent ou qui suivent les désordres de la
menstruation.

Nos tisserands ont leurs métiers établis Tisserands.
dans des rez-de-chaussée qui sont bas, et
d'autant plus humides qu'ils ne sont point
pavés : l'air s'y renouvelle difficilement. En
y entrant, l'odorat est frappé par les exhalaisons huileuses qu'on y respire, et qui proviennent de l'huile d'olives grossière et rance

qu'ils emploient pour donner de la souplesse
à leurs fils et à leurs étoffes. Ce qui les augmente encore, c'est l'huile de noix qu'ils
brûlent ; car ils veillent à la lampe. Ce mélange d'humidité et de particules huileuses,
dans un air stagnant, forme une atmosphère
détestable et méphitique.

A cette première cause de leurs maux, se
joint celle du mouvement qu'exige leur métier. On sait que leur attitude est très-gê-
nante : toute la journée assis, leurs extrémités
sont dans une agitation continuelle, et en
sens contraire. Le plus cruel de tous ces mouvemens est la commotion qu'ils éprouvent
au creux de l'estomac, occasionnée par le retour du peigne vers eux : en travaillant, ils
sont obligés de le ramener avec force contre
l'épigastre, afin que le fil soit bien appliqué.
Or, on connaît la quantité de nerfs qui se dis-
tribuent à cette région : on ne doit donc point
être surpris que ces deux causes réunies détruisent en peu de tems les constitutions les
plus vigoureuses, et leur donnent des maux
de nerfs de toute espèce.

Cette classe d'ouvriers a le visage livide et
pâle ; le ton de leurs entrailles est flasque et
mou. Ils sont exposés à toutes les maladies
qui ont leur siége dans les viscères du bas-
ventre. L'asthme sec leur est familier : c'est
surtout sur la fibre musculaire et sur les nerfs

que les secousses de l'atelier frappent. Ils se
plaignent tous de palpitations dans les chairs,
et il en est très-peu qui ne soient névropathi-
ques. Les douleurs rhumatismales auxquelles
ils sont sujets, prennent leur origine dans les
mouvemens du métier, et dans l'atmosphère
malsaine qu'ils respirent. Il faut attribuer
principalement à cette dernière cause les
fluxions du col et du visage qu'ils éprouvent
si fréquemment, ainsi que beaucoup d'affections scorbutiques.

L'atmosphère chaude et humide dans laquelle travaillent les teinturiers, les expose-
rait à des maladies particulières, quand elle
ne serait pas chargée des exhalaisons nuisibles
qui sortent des mordans et des matières co-
lorantes qu'ils emploient.

Teinturiers.

Si l'on entre dans un atelier au moment
où les chaudières sont en activité, l'on est
étonné de la vapeur épaisse qui sort par la
porte ; elle est connue parmi eux sous le nom
de *buée*. L'air intérieur en est si chargé, qu'il
est à peine respirable, et qu'il donne une
couleur à tout ce qu'il touche. Cette atmosphère est un composé, 1.º de la fumée des
fourneaux ; 2.º des parties aqueuses qui s'éva-
porent des chaudières ; 3.º des parties salines
du mordant qu'on emploie ; 4.º des particules de la matière colorante végétale ou
animale. Toutes ces exhalaisons combinées,

mêlées et suspendues dans l'air atmosphéri-
que, échauffé et raréfié par le feu des four-
naux, forment un mélange très-nuisible aux
yeux, aux poumons, au genre nerveux, et
même à toute la machine : aussi ai-je toujours
observé qu'ils étaient sujets aux asthmes de
toutes les espèces, aux rhumatismes, aux
hydropisies de poitrine ; il y en a beaucoup
de phthisiques. Les jeunes gens commencent
par se plaindre de serremens de poitrine
spasmodiques, ainsi que de beaucoup d'autres affections nerveuses, qui finissent par
les maladies précédentes.

Pêcheurs. Nos pêcheurs sont obligés d'entrer dans
l'eau au moins jusqu'au genou, pour jeter
leur épervier, qui est le seul filet dont ils se
servent. Ils ne vont à la pêche que la nuit,
soit parce que le poisson se prend plus facilement pour lors, soit parce qu'elle leur est
défendue pendant le jour par les propriétaires
riverains. La nécessité d'entrer dans l'eau, et
de n'y entrer que la nuit, dans un climat
froid, où les eaux sont presque toujours de
la neige fondue, leur donne des rhumatismes,
des coliques, des *cholera-morbus*, des pleurésies, des ulcères aux jambes, difficiles à
guérir : j'en ai vu quelques-uns devenir phthisiques par la transpiration dérangée.

Meûniers. Les meûniers de tous les pays sont exposés
à respirer un air chargé de farine : ils vivent

sur l'eau, et par conséquent dans une atmosphère froide et humide. Les nôtres ne sont
exposés, à la vérité, qu'aux mêmes causes,
auxquelles néanmoins il faut en ajouter une
autre. Nos moulins sont très-imparfaits ; ils
laissent évaporer une plus grande quantité
de fleur de farine, qui rend l'air de leur intérieur plus crasse et plus difficile à respirer.
Notre climat étant très-froid, l'humidité de
l'air des moulins doit faire une impression
plus forte sur ceux qui l'habitent. L'imper-
fection des digues, des meules et des roues,
les oblige d'être continuellement dans l'eau
pour les raccommoder et les faire aller. Ces
causes, séparées ou réunies, frappant fortement sur ces ouvriers, leur donnent des rhumatismes, des asthmes secs, des asthmes
spasmodiques bien différens des précédens,
des phthisies tuberculeuses chroniques, des
pleurésies et autres maladies inflammatoires.
Cette classe d'habitans souffre plus dans nos
montagnes qu'ailleurs.

Les ciriers et chandeliers sont encore une
classe d'ouvriers sur lesquels l'atmosphère a
une influence destructive. L'air de leurs ate-
liers est chargé de vapeurs empyreumatiques ;
la chaleur qui y règne pendant leurs travaux
augmente ce degré d'âcreté ; de sorte que
l'air qu'ils respirent et qu'ils avalent, est une
sorte de poison corrosif, qui produit chez

Ciriers et chan-
deliers.

eux des engorgemens et des embarras de toute espèce. Il vicie surtout les viscères des hypocondres. Je leur ai souvent trouvé le foie obstrué. Ils ont tous la couleur basanée : ils sont tourmentés de toux chroniques, d'asthmes humides, d'hémoptysies, d'anévrismes internes, de varices du poumon.

Cabaretiers et marchands de vin.

Nos vins sont fumeux en Haute-Auvergne, ils brûlent ; le Limousin et le Quercy nous les fournissent. Tous nos hôteliers sont ivrognes, hommes et femmes ; ce vice est général : aussi voit-on les femmes couperosées, ainsi que les hommes ; ils sont tremblans, et blâsés à la fleur de leur âge. L'hydropisie ascite, ou la phthisie hépatique, terminent ordinairement leurs jours. On ne guérit aucun de ces malades, parce qu'ils sont incorrigibles. Lorsque le vin ne fait plus d'impression sur eux, ils finissent par boire de l'eau-de-vie et des liqueurs ; ils résistent cependant très-long-tems à ce genre de boissons, à cause du climat froid, qui dissipe l'ivresse plus promptement qu'ailleurs.

Ce serait sortir du plan que je me suis proposé, si je m'étendais trop sur les maladies aiguës qui nous sont les plus familières : je ne ferai donc que les désigner.

J'ai exercé la médecine pendant vingt-cinq ans dans la Haute-Auvergne ; dans cet espace de tems, j'y ai traité trois dyssenteries épi-

démiques, dont la seconde fut très - meurtrière. La fièvre était très-vive dans certains
sujets, et d'un caractère inflammatoire : les
saignées faisaient du bien. La répugnance du
peuple pour ce remède, ne permettait pas
de la pratiquer aussi souvent qu'il eût été
nécessaire. Le sirop diacode étendu dans
beaucoup de lavage, calmait les tranchées.
Les préparations d'opium, ni les autres nar-
cotiques, n'avaient pas le même succès (*).
Ce fut le seul moyen qui réussit pour obtenir
du relâche, et traiter la maladie par les mi-
noratifs et les acides. Les malades prenaient
jusqu'à deux ou trois onces de diacode dans
vingt-quatre heures, sans être endormis. Il
facilitait les évacuations au lieu de les suspen-
dre. Ce fait est contraire aux observations de
Degnerus sur la dyssenterie.

J'ai vu cinq épidémies de petite vérole,
qui ont été suivies de rougeoles. La petite
vérole a toujours été confluente : la dernière
épidémie a été la seule bénigne ; les autres
étaient très-meurtrières. La méthode échauf-
fante a été quelquefois nécessaire pendant le
tems de l'éruption. Les malades sont bien à
plaindre, lorsqu'un médecin est aveuglément
attaché au traitement antiphlogistique : c'est

(*) Le sirop diacode des provinces méridionales est fait avec
la tête du pavot ; au lieu qu'il entre de l'opium dans la composition de celui de Paris.

cependant celui qui convient le plus souvent.
Si on doutait qu'on pût l'avoir deux fois, je
certifierais que je l'ai traitée dans le même
sujet à une année d'intervalle : elle était chaque fois confluente et maligne. J'ai eu souvent occasion de répéter l'observation sui-
vante. Pendânt la période de la suppuration,
du onze au quatorze, et même plus tard, il
est des momens bien critiques; où le malade
est suffoqué dans peu d'heures. Les vésicatoires, si nécessaires, n'ont pas le tems
de mordre; il faudrait les avoir appliqués
avant. On n'a d'autres ressources, dans ces
cruels momens, que dans l'air frais. Il faut
mettre les malades nus à la fenêtre, les faire
saigner, si le chirurgien est assez adroit, et
si l'on ne craint point le blâme des assistans.
Il est peu de praticiens qui l'osent; par conséquent le malade meurt, presque toujours sa-
crifiée au respect humain. J'ai vu quelquefois,
à la fin de cette période, la fièvre cesser tout
d'un coup, les boutons restant pleins, mûrs,
élevés, très - beaux : la majeure partie des
croûtes était formée ; et le malade était guéri

Miliaire lai-
teuse aiguë.

Il n'y a pas long - tems qu'une Faculté célèbre demanda s'il y avait une fièvre miliaire
des femmes en couches, différente de la
miliaire épidémique qui attaque indistincte-
ment les deux sexes. Je lui adressai pour lors
un mémoire auquel elle accorda un *accessit*.

Je pense pour l'affirmative. En attendant que mon opinion sur cette maladie soit connue du public, je vais donner un extrait des faits sur lesquels je la fonde.

Nous connaissons en Haute-Auvergne toutes les éruptions laiteuses aiguës et chroniques : elles y sont si communes, que les femmes du peuple les distinguent aussi facilement que ceux qui font la médecine. Cette habitude qu'ont les personnes qui approchent les malades de reconnaître cette maladie, est selon moi la preuve la plus forte que je puisse donner, qu'il existe une miliaire laiteuse différente de toute autre fièvre éruptive, puisque c'est l'observation et l'expérience qui en font connaître le caractère. Mon assertion va plus loin : j'ose avancer que le millet laiteux est endémique dans plusieurs de nos vallées, surtout dans celle de Jordane.

On peut se former une idée assez exacte de sa marche, de ses nuances et de son caractère, en la réduisant à trois espèces : le millet simple, le millet inflammatoire, et la fièvre miliaire laiteuse maligne.

Le premier paraît dans tous les tems de la grossesse, des couches et du nourrissage : ce sont comme de petits grains, ou comme des têtes d'épingles, blancs ordinairement, quelquefois rouges, sans fièvre et sans aucun autre accident. Ils sortent successivement autour du col, sur les seins, les bras et les reins, et disparaissent de même.

La seconde espèce est plus grave : c'est une maladie inflammatoire qui n'arrive que dans les couches. Les grains sont de la même forme, blancs ou rouges ; ils sont souvent semés sur des bandes rouges et enflammées de la peau, à la manière des érysipèles : ils sont en même tems accompagnés de symptômes inflammatoires, qui servent beaucoup pour former le pronostic.

La miliaire maligne laiteuse a les mêmes boutons, qui sont plus souvent blancs, clairs, transparens comme s'ils étaient remplis de petit-lait ; quelquefois ils sont laiteux, et d'autres fois rouges. Dans le premier cas, les signes de la malignité ont paru dès le commencement de la maladie, au lieu que dans le dernier, les accidens gangréneux n'ont paru qu'après que l'état inflammatoire a été porté à son dernier période.

On admet avec raison, pour cause de cette maladie, un lait dévoyé trop abondant, qui tourne à l'aigre dans les millets simples, et qui a passé à l'alkalescence la plus corrosive dans les cas malins.

On y a joint les sucs lymphatiques accumulés pendant le tems de la grossesse, et mal élaborés. A la bonne heure qu'ils se corrompent comme le lait ; mais pourquoi y ajouter le sang lochial et la transpiration supprimée, comme causes conjointes, tandis que le refoulement du sang lochial n'aggrave cette maladie que secondairement, et que le désordre de la transpiration qui n'arrive pas toujours, n'y coopère presque point?

L'on ajoute que le luxe, le régime trop chaud qu'on fait observer aux femmes en couches, la saison brûlante, ou quelque autre cause irritante, les prédispose à la fièvre miliaire, et qu'elle est toujours la suite des sueurs forcées. Or, ce sont nos femmes du peuple qui sont fortes et vigoureuses, qui ne vivent que de lait et des végétaux les plus doux; qui, pendant leurs couches, ne restent pas vingt-quatre heures dans leur lit; qui habitent un climat froid et glacial, et dont l'habitation est rafraîchie nuit et jour par des courans d'air : ce sont ces femmes, dis-je, qui sont sujettes à toutes les miliaires laiteuses. On ne peut point avancer cependant qu'aucune des causes ci-dessus agissent sur elles : c'est donc uniquement le lait dévoyé et dégénéré qui produit leurs miliaires; et il est surtout très-faux que le millet soit la suite d'une sueur forcée; car il n'est pas rare de voir sortir le millet à une femme qui est dans la rue ou dans son ménage, exposée à tous les vents, un ou deux jours après ses couches.

On ne saurait disconvenir qu'il y a des

années où le lait est plus disposé à une tour-
nure corrosive que dans d'autres, et qu'il
est vraisemblable qu'il reçoit cette disposition des qualités de l'atmosphère ou de quelqu'autre cause qui nous est inconnue : en
voici la preuve. Il y a environ, vingt ans
qu'une épidémie miliaire laiteuse enleva presque toutes les jeunes femmes en couches de
l'extrémité du vallon de la Jordàne. Il ne ré-
gnait dans ce même tems aucune autre miliaire dans ce canton, et elle n'attaquait que
les jeunes personnes en couches. Il en périt
pendant sa durée une si grande quantité, que
les jeunes filles fuyaient le mariage. Depuis
cette époque on en est si effrayé, que dès
qu'elle paraît, l'alarme est dans la famille.
Cette observation nous prouve, à mon avis,
deux faits à la fois : 1.º que le lait dégénéré
est l'unique cause de cette éruption ; 2.º que
cette épidémie tenait son activité meurtrière
de quelque cause inconnue qui affectait uniquement les parties laiteuses ; car si c'eût été
la miliaire putride, elle eût frappé sur les
deux sexes dans le même tems. On doit
d'autant moins douter de cette combinaison,
qu'il y a quatre ans qu'on observa à Clermont-Ferrand, pendant l'été, une semblable épidémie, qui, fit périr un nombre considérable de jeunes femmes en couche.

Ses différences avec la miliaire putride

sont si nombreuses, si essentielles; que je ne puis m'empêcher de témoigner ma surprise de la question proposée.

L'une est épidémique et contagieuse; l'autre n'est jamais contagieuse, et est rarement épidémique.

Quoique les anxiétés précordiales précèdent l'éruption dans les deux maladies, la laiteuse se fait souvent sans elles. Cette dernière se fait au contraire très-souvent sans que la sueur la précède ou l'accompagne. La peau est la plupart du tems aride, quoique couverte du millet.

Cette observation, que j'ai répétée mille fois, est contraire à un fait avancé par M. Gastelier, qui dit que le millet laiteux est toujours précédé de sueur : il n'est même, selon lui, qu'une sueur forcée. Cette assertion me fait soupçonner que ce médecin, très-instruit d'ailleurs, a vu très-peu de miliaires laiteuses.

La miliaire laiteuse paraît beaucoup plus tôt que l'autre; elle est beaucoup plus abondante autour du col, vers les clavicules, que la putride.

Les boutons de la miliaire putride sont rouges ou transparens; jusques-là ils ressemblent aux laiteux : mais on n'en rencontre jamais qui soient d'un blanc mat, comme on en trouve parmi les laiteux.

Il y a encore beaucoup d'autres signes qui
en déterminent la différence : je les rapporterai ailleurs.

Le régime et les délayans suffisent pour
guérir le millet simple ; lorsque la femme
est vigoureuse, robuste et enceinte, il faut y
joindre la saignée.

La miliaire inflammatoire exige plusieurs
saignées, un traitement antiphlogistique avec
la diète la plus rigoureuse. Il faut se hâter de
détruire la densité des humeurs.

Dans le millet malin, il faut, au contraire,
soutenir le ton des nerfs par les vésicatoires
et les purgatifs irritans, qui sont toniques en
même tems qu'ils evacuent. On doit prévenir
la dissolution gangréneuse, et pousser à la
peau par les amers légèrement diaphoréti-
ques. Il faut soutenir l'action vitale, et remé-
dier promptement à la putridité.

On voit par-là que cette maladie exige
quelquefois des traitemens opposés.

Je finirai ces extraits par une observation
commune à tous nos montagnards.

1.º Leurs humeurs sont denses et visqueu-
ses ; elles s'enflamment aisément : ils sont par
cette raison très-sujets aux maladies inflammatoires putrides, dont les symptômes sont
très-violens. A peine un paysan est-il atteint
d'une péripnomonie, ou de toute autre in-

flammation, qu'on entend dire, peu de jours après, qu'il est mort.

2.º Nos paysans sont peu maladifs en général; mais leurs maladies sont terribles : la nature fait chez eux les efforts les plus violens et les crises les plus extraordinaires : ce n'est même que d'après l'étude de ces maladies livrées à elles-mêmes, qu'on peut avancer quelque chose de certain sur la nature et la doctrine des crises, relativement à notre climat.

3.º Les maladies putrides font beaucoup de ravage parmi eux : dès qu'elles ont pénétré dans une maison ou dans un village, on est assuré que toute la famille ou tout le village en seront attaqués avant qu'elle s'éteigne. Ils vivent si rapprochés dans leurs chaumières, ils prennent si peu de précautions dans leur manière de vivre, qu'il semble que leurs mœurs et leurs usages sont uniquement faits pour qu'ils se communiquent leur maux.

De la Médecine - Pratique.

Les topographies médicales que nous connaissons s'étendent beaucoup sur les causes qui conservent la santé ou qui produisent les maladies. L'on aurait dû y ajouter les traitemens qu'on emploie pour leur guérison. Chaque pays ayant une médecine particulière, cette connaissance eût été très-utile. Le ta-

bleau des bons comme des mauvais traitemens me paraît d'une nécessité absolue.

Les gens de l'art qui sont de bonne foi,
savent bien que l'érudition ainsi que les connaissances théoriques sont d'un très-petit
secours auprès des malades. C'est un langage
de convention, que la probité fait abandonner
quand on est auprès de leur lit. Nous leur
administrons les remèdes que notre expérience ou celle d'autrui nous ont appris leur
devoir être salutaires, sans nous embarrasser
de la manière dont ils opèrent.

La botanique, l'anatomie, la chimie, etc.,
ne sont point encore assez avancées pour
nous servir de guides auprès d'eux : il faut
malheureusement nous renfermer dans un
sage empirisme. Connaître l'histoire des maladies, et les remèdes qui ont des succès,
voilà la médecine actuelle. Quoi que l'on
puisse m'objecter, je suis persuadé que tout
médecin clinique n'a que ces deux points en
vue lorsqu'il travaille.

Médecine-pra-
tique.

La médecine expectative n'est connue dans
nos montagnes que par quelques jeunes médecins qui s'en sont fait un langage. La Pratique active de Chyrac, dont les vieux praticiens ont formé l'opinion publique, y est
dans la plus grande vigueur. On travaille sans
relâche à combattre les maladies aiguës, sans
avoir égard aux jours critiques. Néanmoins,

sans adopter le système des jours critiques, j'estime que l'on doit savoir s'arrêter, pour attendre les crises, lorsqu'on s'aperçoit que la nature a assez de forces pour les amener.

Les cordiaux étaient généralement em- Cordiaux.
ployés dans les maladies aiguës : ils faisaient beaucoup de mal, comme on peut le pré-sumer. La médecine délayante est venue met-tre des bornes à cet usage. Il en faudrait à présent à cette dernière.

Les absorbans terreux étaient très en vogue Absorbans.
il y a trente ans, même dans les inflamma-tions de poitrine : leur usage est maintenant oublié. Peut-être que la théorie des gaz les rappellera un jour.

Presque toutes les maladies populaires sont Antivermineux.
compliquées avec les vers, surtout dans un pays où l'on ne boit que de l'eau, et où l'on ne vit que de laitage, comme dans la Haute-Auvergne. Par cette raison, autrefois, les amers, ainsi que les autres antivermineux, y étaient fort en usage. On s'est ralenti fort mal-à-propos sur cette pratique.

Les purgatifs de toute espèce, ainsi que Purgatifs-émé-
les émétiques, font la base du traitement de tiques.
toutes les maladies chroniques et aiguës. Je les ai vus réussir presque toujours, même dans des cas où ils avaient été donnés mal-à-propos, selon mes principes : ce qui a beau-coup contribué à me confirmer dans l'opinion

que la médecine n'a d'autre principe véritable que l'expérience locale.

Saignée. L'on ne saigne point assez, à mon avis. Peut-être la température froide du climat exige-t-elle cette sobriété. J'ai cependant fait saigner avec succès dans toutes les maladies où la saignée me paraissait indiquée.

Sueurs. Le peuple de nos campagnes prétend guérir toutes ses maladies par les sueurs. On suffoque les malades dans les petites-véroles, les rougeoles, les fièvres aiguës, et surtout les femmes en couche, d'où il résulte beaucoup de mal.

Diète. Il est bien extraordinaire que dans une province où le peuple ne fait point usage de viande, où les paysans les plus aisés ont tout au plus un morceau de lard au pot : dès que quelqu'un tombe sérieusement malade, les premiers secours qu'on lui donne sont des bouillons de viande de trois en trois heures.

Vin. Le peuple demande du vin sur la fin de ses maladies aiguës : ce cordial antiputride, le meilleur de tous, lui fait le plus grand bien ; il n'en abuse que dans ses coliques.

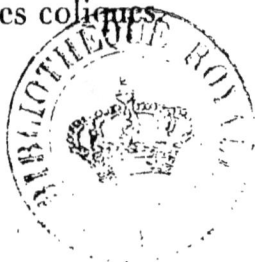

FIN.

www.ingramcontent.com/pod-product-compliance
Lightning Source LLC
Chambersburg PA
CBHW071914200326
41519CB00016B/4611